■ 多職種カンファレンスで考える ■

心不全緩和ケア

［監修］

国立循環器病研究センター
心臓血管内科　医長

菅野 康夫

国立循環器病研究センター
心臓血管内科　部長

安斉 俊久

南山堂

執筆者一覧

監修

菅野康夫　　　国立循環器病研究センター心臓血管内科　医長
安斉俊久　　　国立循環器病研究センター心臓血管内科　部長

編集

菅野康夫　　　国立循環器病研究センター心臓血管内科　医長

執筆（執筆順）

菅野康夫　　　国立循環器病研究センター心臓血管内科　医長
髙田弥寿子　　国立循環器病研究センター看護部　副看護師長
河野由枝　　　国立循環器病研究センター看護部　緩和ケア認定看護師
小田亮介　　　独立行政法人国立病院機構京都医療センター薬剤部
山本幸夫　　　国立循環器病研究センター脳血管リハビリテーション科
佐藤友紀　　　国立循環器病研究センター臨床栄養部
庵地雄太　　　神戸百年記念病院心臓大血管疾患リハビリテーションセンター
長松耕平　　　国立循環器病研究センター医療福祉相談室
榎本佳代子　　国立循環器病研究センター医療福祉相談室
渡慶次竜生　　翔南病院循環器内科
柴田龍宏　　　久留米大学医学部内科学講座心臓・血管内科部門　助教
疇地道代　　　国立病院機構大阪医療センター精神科
黒田健輔　　　国立循環器病研究センター移植医療部
中村絵美　　　国立循環器病研究センター薬剤部
黒田友則　　　国立循環器病研究センター薬剤部
久松恵理子　　神戸大学大学院医学研究科内科学講座　循環器内科学分野
福嶌教偉　　　国立循環器病研究センター移植医療部　部長
岩澤真紀子　　北里大学薬学部臨床薬学研究・教育センター臨床薬学（医薬品情報学）　講師

監修のことば

　国立循環器病研究センターには，心臓移植や補助人工心臓などの高度医療を必要とする多くの症例が全国より紹介される一方で，年齢や合併症などの問題からこうした高度医療の適応とならず，心不全急性増悪による入退院を繰り返す高齢患者が年々増加している．心不全症状そのものは，急性期治療によって速やかに改善することから，患者にとっても医療者にとっても，悪化した際には再度入院すれば良いと考えられる傾向にあり，終末期を含めた将来の状態の変化に備えるためのアドバンス・ケア・プランニング（advance care planning；ACP）といわれるプロセスがほとんど普及していない．そのため，本当の終末期に至った際に，患者・家族も本来望まなかった侵襲的治療が施され，患者本人ばかりでなく，残された家族にとっても不幸な結果となり，懸命な治療を行った医療者に対しても精神的な負担を強いることになってしまう．

　循環器病の征圧を目指してきた国立循環器病研究センターとしては，最期まであきらめないのが基本的な立場であり，患者に対して蘇生のための処置を試みない（Do Not Attempt Resuscitation；DNAR）という判断を下すには，病院幹部と医療安全管理者などから構成される重症例検討チームによる承認を得るのが病院内の規則となっている．一方で，現場の医師にアンケートを行うと，9割以上の医師が循環器領域においても緩和ケアが必要と感じており，循環器治療のみで改善できない呼吸困難や倦怠感，不安や抑うつに対してどのように対応すべきか，また治療の差し控えなどに関する倫理的問題をどう解決すべきか多くの医師が悩んでいる現状が明らかになった．

　そこで，2013年9月より国内初の循環器疾患に特化した多職種協働の緩和ケアチーム活動が開始された．主治医チームからのさまざまなコンサルテーションに対応するとともに，緩和ケアやACPの普及・啓発のための院内講習会や患者向けの配布資料作成，オピオイドの使用に対する説明同意書の整備に加え，地域医師会などと連携した院外講演会の開催などを行っている．超高齢化社会を迎え，心不全患者は年々増加しており，今後は病院に収容困難になる可能性も指摘されている．また，たとえ入院加療により症状の改善が得られても，退院後に生活管理を含めた十分なサポートがなければ，早晩入院を繰り返すことになってしまう．多職種協働緩和ケアチームは，こうした問題を解決する上でも重要な役割を果たすことが可能と考えられる．本書においては，当センター緩和ケアチームメンバーが中心となって，症例カンファレンスなどの具体的事例も含め，現在，われわれが行うことのできる心不全に対する緩和ケアに関して，即実践で活用できるように記載されている．臨床の現場で悩まれている医療スタッフの皆様の一助となり，本領域の発展に少しでも寄与できれば幸いである．

2017年3月

安斉 俊久

序

　「チーム医療」という言葉が，医療の根本的な在り方をあらわすキーワードとして重要視されている．近年，医学の知識は指数関数的に増加しており，それに伴い医療体系は少し前の時代と比べ物にならないほど高度化，専門化，複雑化している．患者のニーズも多様化しており，一人の医師が必死に努力しても最善の医療実現にはほど遠い．

　医療現場では医師，看護師，薬剤師，理学療法士，栄養士，医療ソーシャルワーカーなどさまざまな職種が従事している．それぞれが高度な知識と技術を持った専門職であり，患者へ質の高い医療を提供するために自らの専門性を発揮しようと努めている．「チーム医療」は「多職種連携」と言い換えることができるが，リアルな臨床の場では，各職種それぞれの技量よりも，個々の職能を連携しながら十分に生かせる環境の方が重要である．実際，連携が乏しいために各職種が提供し得る最善の医療を患者に実践できないことをしばしば耳にする．

　本書は，多職種連携が殊更に必要と考えられる，心不全緩和ケアの領域に焦点をあて，多職種カンファレンスを通していかにチーム医療を実践するかの手引きである．第1章では総論として，心不全緩和ケアの一般的な注意点，特に各職種がどのような役割を持って患者に臨むか，また心不全の緩和ケアでいかなる問題に直面し対応するかを概説した．第2章では，心不全治療の過程でしばしば遭遇する問題点について，どのように多職種カンファレンスを展開し，問題解決にむけて各職種が協力していくかを，具体的な事例を挙げながら対応策を提示した．

　本書の執筆は，2013年より活動している国立循環器病研究センター緩和ケアチームのメンバーによりなされている．当センターは循環器疾患の克服を使命とし，難治性重症心不全に対して積極的治療を展開することを基本骨格とする．一方，積極的治療には患者や家族の「苦痛」を強いる場合も少なくなく，当センター緩和ケアチームは，積極的治療の基本骨格を維持しながら最善の苦痛緩和を提供することを目的に結成された．積極的治療と苦痛緩和という，一見親和性の低い2つの医療行為を同居させることは想像以上に難しく，多職種で試行錯誤し，悩みながら意見を交わし合った．本書，特に第2章の多職種カンファレンスの各項は，そうした多職種の試行錯誤の過程を綴ったものであり，多くの症例を通してチームが学んだことをありのまま記載している．

　最後に，本書ならびに当センター緩和ケアチームの活動に関わったすべての方々のご理解とご協力に深い感謝を申し上げるとともに，本書が心不全診療を実践する医療従事者にとって有益な情報源になることを祈っている．

　2017年3月

菅野　康夫

Contents

第1章 心不全緩和ケアの実践

① 心不全緩和ケアとチーム医療
1 心不全緩和ケアとチーム医療 ……………………………… 2
2 依頼から実践の流れ ………………………………………… 5
3 職種間の連携 ………………………………………………… 8

② 心不全緩和ケアチームにおける各職種の役割
1 医師の役割 …………………………………………………… 12
2 看護師の役割 ………………………………………………… 16
3 薬剤師の役割 ………………………………………………… 20
4 リハビリテーション職種の役割 …………………………… 24
5 管理栄養士の役割 …………………………………………… 29
6 心理療法士の役割 …………………………………………… 32
7 医療ソーシャルワーカーの役割 …………………………… 37

③ 心不全で出現する諸問題への対応
1 呼吸困難 ……………………………………………………… 40
2 食欲不振・消化器症状 ……………………………………… 44
3 倦怠感 ………………………………………………………… 48
4 疼痛 …………………………………………………………… 51
5 不安 …………………………………………………………… 55
6 抑うつ ………………………………………………………… 60
7 意思決定支援 ………………………………………………… 67
8 家族ケア・グリーフケア …………………………………… 74
9 スピリチュアルケア ………………………………………… 79
10 終末期の苦痛 ………………………………………………… 82
11 社会的苦痛 …………………………………………………… 85
12 倫理的問題 …………………………………………………… 88

第2章 チームアプローチで行う心不全緩和ケア

① 苦痛に対するマネジメント

1 呼吸困難 ……………………………………………………… 94
- 患者・家族の要望に応じた対応ができるよう心掛ける
- 呼吸困難への対応に関する方針は早めに決定しておく

2 食欲不振 ……………………………………………………… 98
- 食欲不振の原因へのアプローチと，適切な食事対応を併行して行う

3 倦怠感 ………………………………………………………… 102
- 倦怠感を評価する
- 倦怠感を緩和する

4 疼痛 …………………………………………………………… 108
- 疼痛の詳細を把握する
- 腎機能，肝機能に合わせた投与量を設定する

5 不安 …………………………………………………………… 112
- 不安・恐怖の要素を細かく丁寧に分解し，多方面からアプローチする
- 日常生活・身体疾患治療への影響を評価し，精神科・心療内科へのコンサルテーションを検討する

6 抑うつ ………………………………………………………… 116
- 抑うつには3つの原因がある

7 せん妄 ………………………………………………………… 123
- せん妄スクリーニングツールを用いて評価する
- せん妄の対応は多方面からアプローチする

8 自殺企図 ……………………………………………………… 126
- 希死念慮や自殺企図の言動に驚かない

9 意思決定支援 ………………………………………………… 131
- 意思決定支援に耐えられる心身の状況かを判断する
- 医療者，患者・家族と患者の意向や望む療養生活・医療について話し合うプロセスを重視する
- 希望を保証しながら現実的に考えられるように話し合いを持つ
- 意思決定後は，心的負担の緩和に努める

10 家族ケア・グリーフケア …………………………………… 135
- 本人の"気がかり"を再優先に解決し，現状を適切に見極められるようにする
- 家族ケアの対象は患者と家族であり，家族ケアがグリーフケアにつながる

11 終末期の苦痛 ················· 144
- 治療抵抗性であること，終末期であることをもう一度確認する
- 苦痛緩和とコミュニケーション維持のバランスをとる
- 本人と家族の意向を尊重する
- 呼吸抑制，血圧低下に注意する

12 フレイル ···················· 148
- フレイルサイクルの悪循環から脱却するためには多職種の連携が必要である

13 社会的苦痛 ················· 152
- 原因が明確でなかった食欲不振について多方面からアプローチする
- 本人・家族の望む在宅生活実現に向けて院内外の多職種連携を図る

② 特別な臨床背景

14 カテコラミン離脱困難 ········ 156
- カテコラミンを減量・中止できる方策はないか再確認する
- 終末期に過ごしたい療養場所を見据えて，何ができるかを話し合う
- 心理的ケアも重要である

15 難治性不整脈 ················ 160
- 患者と家族の意思を確認し，多くの医療者でさまざまな選択肢を議論する

16 肺高血圧症 ·················· 164
- 肺高血圧症の症状を知る
- 呼吸困難に対して，緩和的鎮静の適応を判断する

17 成人先天性心疾患 ············ 172
- 遠隔期の合併症と加齢に伴う合併症の管理が必要である
- 成人先天性心疾患患者の特性を理解し，意思決定の方法を確認する
- 患者・家族の意向に沿うための現実的な問題を共有する
- 母親のグリーフを知り，予期悲嘆を傾聴し，寄り添うことで母親のレジリエンスを高める

18 メカニカルサポート ·········· 176
- 植込型補助人工心臓の適応を知る
- 補助人工心臓装着患者における，装着前から装着後に至るチーム医療の在り方を知る

19 移植待機 ···················· 182
- 心臓移植待機の現状，LVADの合併症を知る
- 待機期間中も，トータルペインを支持する緩和ケアを行う

20 ICD停止の判断 ··············· 190
- 末期心不全の病期の段階において，ICD除細動機能の中止について多職種チームで検討する
- 適切な情報を提供し，共同意思決定支援を前提とした関わりを持つ

21 CHDF導入の判断 ·············· 194
- CHDF導入適応に関して，多職種で検討できる場を設ける
- CHDF非導入を決定した後もサポートする

③ 薬剤の使用法

22 オピオイド ……………………………………………………… 198
- モルヒネは，心不全終末期の呼吸困難に対する症状緩和に有効である
- モルヒネ使用で出現する消化器症状に対して，あらかじめ対策を立てておく
- モルヒネは患者本人・家族へ同意をとってから開始する

23 睡眠導入薬 ……………………………………………………… 203
- 高齢者の場合はまず睡眠リズムを確認する

24 鎮痛薬 ………………………………………………………… 208
- 患者の状態に合わせた薬剤選択と投与量調整を行う
- 副作用予防が必要だが，副作用予防薬による副作用にも注意する
- 麻薬の知識を共有する

25 抗うつ薬 ………………………………………………………… 214
- 抑うつの原因・対応策を立案し，多方面からアプローチする
- 薬剤の特性を知り，最適なものを選択する

26 抗不安薬 ………………………………………………………… 218
- 不安の原因・程度を評価し，多職種で心理療法的介入を実施する
- 各薬剤の特徴を把握し，不安状況に合わせた薬剤を選択する

27 漢方薬 ………………………………………………………… 222
- 治療抵抗性の症状緩和に漢方が効果的な場合がある
- 漢方薬は空腹時投与が基本，白湯または水に溶いて服用する
- 甘草含有の漢方薬は注意が必要である

Column

- 院内勉強会 …………………………………………………………… 11
- 緩和ケアリンクナース ………………………………………………… 19
- リハビリテーションの効果 …………………………………………… 27
- 退院支援における病診連携の現状と課題 …………………………… 39
- 啓発冊子 ……………………………………………………………… 73
- 抑うつ症状の原因探索と評価法の関係を整理する ………………… 120
- 集中治療室における緩和ケア ………………………………………… 140
- 総合病院での心不全緩和ケア実践例 ………………………………… 169
- Destination Therapy ………………………………………………… 188
- 循環器緩和ケアにおけるマニュアル作成の重要性 ………………… 212

略語一覧

略語	英語	日本語
ADL	activities of daily living	日常生活活動
ALS	amyotrophic lateral sclerosis	筋萎縮性側索硬化症
AS	aortic stenosis	大動脈弁狭窄症
ASV	adaptive servo-ventilation	―
AT	atrial tachycardia	心房頻拍
ATP	anti-tachycardia pacing	抗頻拍ペーシング
BNP	brain natriuretic peptide	脳性ナトリウム利尿ペプチド
CABG	coronary artery bypass grafting	冠動脈バイパス術
CHDF	continuous hemodiafiltration	持続的血液濾過透析
CRT-D	cardiac resynchronization therapy defibrillator	除細動付き心臓再同期療法
DCM	dilated cardiomyopathy	拡張型心筋症
DNAR	do not attempt resuscitation	―
DSM	Diagnostic and Statistical Manual of Mental Disorders	精神障害の診断と統計マニュアル
EVT	endovascular treatment	血管内治療
HOT	home oxygen therapy	在宅酸素療法
IABP	intra-aortic balloon pumping	大動脈内バルーンパンピング
ICD	implantable cardioverter defibrillator	植込み型除細動器
LOS	low output syndrome	低心拍出量症候群
LVAD	left ventricular assist device	左室補助人工心臓
LVEF	left ventricular ejection fraction	左室駆出率
MSW	medical social worker	医療ソーシャルワーカー
NaSSA	noradrenergic and specific serotonergic antidepressant	ノルアドレナリン作動性・特異的セロトニン作動性抗うつ薬
NSAID	nonsteroidal anti-inflammatory drug	非ステロイド性抗炎症薬
NYHA分類	New York Heart Association functional classification	―
PCI	percutaneous coronary intervention	経皮的冠動脈インターベンション
PCPS	percutaneous cardiopulmonary support	経皮的心肺補助装置
PCT	palliative care team	緩和ケアチーム
PTMC	percutaneous transvenous mitral commissurotomy	経皮経静脈的僧帽弁交連切開術
PTSD	posttraumatic stress disorder	心的外傷後ストレス障害
QOL	quality of life	生活の質
RCM	retrictive cardiomyopathy	拘束型心筋症
SNRI	serotonin/noradrenaline reuptake inhibitor	セロトニン・ノルアドレナリン再取り込み阻害薬
SSRI	selective serotonin reuptake inhibitor	選択的セロトニン再取り込み阻害薬
TAVI	transcatheter aortic valve implantation	経カテーテル的大動脈弁留置術
VAD	ventricular assist device	補助人工心臓
VF	ventricular fibrillation	心室細動
VT	ventricular tachycardia	心室頻拍
WHO	World Health Organization	世界保健機関

第1章 心不全緩和ケアの実践

① 心不全緩和ケアとチーム医療

1 心不全緩和ケアとチーム医療

　「緩和ケア」という言葉が一般的なものになって久しい．緩和ケアは，がんに罹患した患者を，痛みや吐き気といった身体症状を軽減するとともに，精神面での変調，社会的経済的問題を多面的にサポートする医療として認識されている．緩和ケアは今やがん治療において主軸の一つをなす医療である．

　では，心不全における「緩和ケア」とは何だろうか？　心不全における緩和ケア，と聞いてもピンとこない医療従事者も多いのではなかろうか．呼吸困難で搬送されても，利尿薬治療などで改善し，数日の入院で苦しかったことを忘れるくらいに元気になる患者も多い．心不全による苦痛を緩和するのは心不全治療であって，緩和ケアではないという固定観念があるためである．しかし，治療抵抗性の末期心不全では，体動時の呼吸困難や全身困難感などの身体的苦痛はがんと同様に甚大である．また，長期にわたる療養期間，繰り返す入退院，身体活動度の低下も相まって，精神的にも社会的にも追い込まれている患者も多い．確かに，心不全治療そのもので解決できる問題もあるが，末期心不全では心不全治療と並行してアプローチしないと解決できない問題の方が多いように感じる．

　欧米のガイドラインでは，「心不全末期には患者のQOLを重視した医療を行うとともに，患者や家族に予後を適切に伝え，希望する終末を達成できるように多職種からなるチームで診療にあたるべき」とされている[1]．患者の抱える苦痛は多面的であり，多職種がそれぞれの専門性を活かし，協働して取り組むチーム医療が今後ますます重要になってくる．

心不全緩和ケアの特徴

　がんの緩和ケアと心不全の緩和ケアは，本質的には何の違いもない．WHOは2002年に，緩和ケアを「生命を脅かす疾患に関連している問題に直面する患者と家族に対し，身体的，心理社会的，スピリチュアルな問題を早期から正確に評価し解決することにより，苦痛を予防し緩和することにより，患者と家族のQOLを改善する取り組みである．」と定義しており，緩和ケアをがん治療に限定していない．「生命を脅かす疾患」という意味では，がんも心不全も同様である．

　しかし，がんと心不全には悪性疾患と慢性疾患という大きな違いがあり，病態の進行過程や症状の出現経過（病みの軌跡）が異なる．したがって，心不全緩和ケアではがん緩和ケアとは異なった対応が必要なことが多い．まず，終末期を迎える経過に違いがある．末期から終末期に至る経過は，がんの場合，比較的QOLが保たれた状態で経過し，死の1～2ヵ月前から急速に体調やADLが低下する．一方，心不全では，増悪寛解を繰り返しながら数年かけて身体機

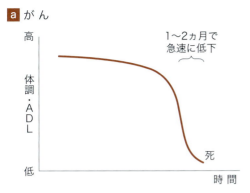
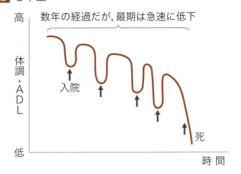

図1-1 がんと心不全の終末期に至る過程

(文献2より引用)

能が低下することが多い．状態が悪くなり入院しても，いったん低下した身体機能が改善することも多い．しかし，最期は比較的急速に死を迎える（図1-1）[2]．予後の予測が困難であり，一度悪化した病態が治療により回復し，それに付随して劇的に身体機能が改善しQOLも向上する．治療そのものが緩和ケアであるという側面を持つのである．

次に，心不全では末期〜終末期になっても機械的循環補助や心臓移植などの積極的治療で改善する選択肢が残されることが特徴である[3]．一方で，積極的治療が必ずしも良い結果を導くとは限らず，結果的に患者の苦痛を増大しQOLを低下させる場合も少なくないため選択が難しい．「緩和」というと症状を和らげるだけの後ろ向き治療のイメージがあるが，緩和ケアを実践しながら，同時に積極的治療のオプションを視野に入れて診療にあたる必要がある．つまり，積極的治療と緩和ケアを並行して進めるバランス感覚が重要である．

さらに，心不全がどの時点で末期状態に入ったかを判断することが困難なことが多い．ステージDで表される末期心不全とは，「適切な治療を実施していながら再発する，治療抵抗性で，慢性的にNYHA分類III〜IV度の症状を呈する状態」と定義されるが[4]，曖昧な部分が存在することと，寛解増悪を繰り返す心不全の連続性から，末期心不全か否かの判断を迷う場合も多い．医療者から患者側への説明が不十分になりがちで，認識が甘いまま末期心不全状態となるケースも多く見受けられることが課題である．

これら心不全特有の症状経過を理解し，心不全自体の治療と並行しながら症状緩和を目指し，全体としての治療を選択していく意識とスキルが，心不全患者のQOLを高めるために今後不可欠である．

心不全緩和ケアにおけるチーム医療の必要性

いかなる医療も一個人の努力だけではうまく進まない．医療は人間が人間を対象に展開する行為なので，提供する側の助け合いが必要だからである．特に緩和ケアは，患者のトータルペイン（全人的な苦痛）に対応するため，さまざまなスキルを必要とする．全人的とは，身体的苦

痛のみならず，心理的，社会的，スピリチュアルな苦痛が混在する多面的な要素をいう[5]．トータルペインを解決できるのは，診療従事者の融通，つまり例えば医師のみ，看護師のみといった一方面からのアプローチではなく，医師，看護師，薬剤師，心理療法士，理学療法士，管理栄養士，医療ソーシャルワーカー（MSW）といった多職種がそれぞれの専門性を発揮し，協働して診療にあたることである．それぞれの職種が力をあわせて，お互いに能力を高めながら診療できる枠組みが存在することが望ましい．

　主治医チームからの依頼を受けて個々の患者の苦痛緩和のために協力して活動する「緩和ケアチーム」は，各々の症例について多職種でのディスカッションを重ねることにより，適切と判断したアドバイスを主治医チームに提供する．スキルを持った専門職が力を発揮できる環境といえる「緩和ケアチーム」の存在は，心不全患者により良い医療を提供するために有用であるものと考えられる．

（菅野　康夫）

引用文献

1) Ponikowski P, et al：2016 ESC Guidelines for the diagnosis and treatment of acute and chronic heart failure：The Task Force for the diagnosis and treatment of acute and chronic heart failure of the European Society of Cardiology (ESC) Developed with the special contribution of the Heart Failure Association (HFA) of the ESC. Eur Heart J, 37：2129-2200, 2016.
2) Lynn J：Perspectives on care at the close of life. Serving patients who may die soon and their families：the role of hospice and other services. JAMA, 285：925-932, 2001.
3) Friedrich EB, et al：Management of end stage heart failure. Heart, 93：626-631, 2007.
4) Yancy CW, et al：2013 ACCF/AHA guideline for the management of heart failure：a report of the American College of Cardiology Foundation/American Heart Association Task Force on Practice Guidelines. J Am Coll Cardiol, 62：e147-e239, 2013.
5) Saunders C：The management of terminal illness. 2nd edition, Edward Arnold, 1985.

① 心不全緩和ケアとチーム医療

2 依頼から実践の流れ

　心不全治療に多職種協働によるチーム医療が必要だということは，多くの医療従事者が理解し納得するところだと思われる．しかし，その実践となると非常に困難である．心不全患者をまさに目の前にした医師や看護師が，状況に応じて他の職種に個別相談し治療を進めていくことが従来のスタイルだが，それでは効率が悪く偏りが出てしまう．当院では，2013年9月に，業務の効率化やより質の高い医療提供を目指して，循環器疾患に特化した「緩和ケアチーム」をわが国で初めて結成し，主治医チームからの多くの依頼を受けている．多職種協働を患者に還元する方法は，各施設の規模，患者層，医療スタッフの構成などにより大きく異なるため，当院の方法をどの施設でもそのまま実践できるとは限らないが，参考までに，緩和ケアチームへの依頼から実践の流れ(図1-2)を概説する．

緩和ケアチームへの依頼

　現時点での対象患者は，入院患者である．身体的，精神的，社会的苦痛など解決困難な症状がある場合，医療者と家族とのコミュニケーションがうまくいかない場合，意思決定に難渋している場合など，依頼内容は多岐にわたっている．長期入院患者，末期患者の依頼が多いが，解決困難な問題を抱える病初期患者の依頼も少なくない．通常，主治医または病棟看護師から緩和ケアチームに，病状および介入依頼の内容を添えて依頼を出す．患者から緩和ケアチームの介入を希望する場合や，病棟でのディスカッションに参加した緩和ケアチームメンバーから主治医チームに打診し，緩和ケアチーム介入を開始する場合もある．

緩和ケアチームと主治医チームとの合同ディスカッション

　初回コンサルト時は，主治医チームと緩和ケアチームとでディスカッションを行う．依頼の

コンサルト	合同ディスカッション	チーム回診・定期カンファレンス	各職種の個別介入
主治医または病棟看護師から緩和ケアチームへ依頼	主治医チームと緩和ケアチームとで，依頼患者の病状やゴール，治療方針を話し合う	週1回，緩和ケアチーム内で現在の状況や介入できるポイントについて話し合う	病状によっては適宜主治医チームと相談　各職種の個別介入

図1-2　緩和ケアチームへの依頼から実践の流れ

あった個々の患者に対して，現在までの病状経過，病態，行われている治療，患者の症状，患者や家族の個性などを主治医チームからプレゼンテーションしてもらう．医学的・社会的な問題点や疑問点を明らかにしながら多職種で意見を出し合い，治療のゴールを明確にし，皆で共有する．ゴールを達成するために緩和ケアチームが介入できるポイントを話し合うとともに，主治医チームへの助言を行う．

定期カンファレンス

緩和ケアチームの介入患者全症例に対し，週に1度，多職種チームでカンファレンスを行っている．緩和ケアチーム看護師が事前に患者とコンタクトをとり，全体的な状態を把握しておく．QOLの評価はエドモントン症状評価システムを用い，自覚または他覚的症状を評価しておく．エドモントン症状評価システムは，患者が経験する身体的・精神的苦痛の9症状（痛み，だるさ，眠気，吐き気，食欲不振，息苦しさ，気分の落ち込み，不安，全体的は調子）のアセスメントを目的に開発された評価法で，各症状の強度を0（症状がない）から10（症状が最もひどい）の段階で評価する（図1-3）[1,2]．自覚症状として患者が記載することが望ましいが，家族や医療従事者が代わりに記載することも可能である．簡便で汎用性が高いツールとして，当院緩和ケアチームで用いている．また，緩和ケアチームの各メンバーはそれぞれの職種に関わりのある問題点について，どの程度解決されているか，どのような取り組みをしているか情報収集しておく．定期カンファレンスでは，各職種が把握している情報に基づきディスカッションを展開し，緩和ケアチームとしての介入点および介入内容を更新していく．主治医にも必要に応じて適宜連絡し，カンファレンスで意見を交わすようにしている．

チーム回診

定期カンファレンスと同一日に，多職種チームで患者を訪室している．患者と実際に接触することで，患者の懸念や苦痛になっていることを直接聞くとともに，現在のADL，栄養状態，精神状態などをある程度把握することができる．さらに，ナースステーションで担当看護師から患者の情報を収集するようにしている．チームで定期的に接することは，患者に安心感や信頼感を与える場合も多い．

緩和ケアチームの介入

緩和ケアチームは個々の患者への支援が原則であり，投与薬剤の選択など，治療自体の直接的な指示は行わないが，カンファレンスで話し合われた主治医チームへの助言は電子カルテに記載し，誰もが情報共有できるようにしている．家族支援は，緩和ケアチーム看護師が直接家族と接しサポートすることが多い．メンタルケアに関しては，緩和ケアチーム心理療法士が面談

2 依頼から実践の流れ

エドモントン症状評価システム改訂版 日本語版(ESAS-r-J)	
Edmonton Symptom Assessment System revised, (Japanese version) (ESAS-r-J)	

あなたは，今，どのように感じていますか．最もよくあてはまる数字に○を付けて下さい．

痛　み	0 (なし)	1	2	3	4	5	6	7	8	9	10 (最もひどい)
だるさ (元気が出ないこと)	0 (なし)	1	2	3	4	5	6	7	8	9	10 (最もひどい)
眠　気 (うとうとする感じ)	0 (なし)	1	2	3	4	5	6	7	8	9	10 (最もひどい)
吐き気	0 (なし)	1	2	3	4	5	6	7	8	9	10 (最もひどい)
食欲不振	0 (なし)	1	2	3	4	5	6	7	8	9	10 (最もひどい)
息苦しさ	0 (なし)	1	2	3	4	5	6	7	8	9	10 (最もひどい)
気分の落ち込み (悲しい気持ち)	0 (なし)	1	2	3	4	5	6	7	8	9	10 (最もひどい)
不　安 (心配で落ち着かない)	0 (なし)	1	2	3	4	5	6	7	8	9	10 (最もひどい)
[　　　] 他の症状(例：便秘など)	0 (なし)	1	2	3	4	5	6	7	8	9	10 (最もひどい)
全体的な調子 (全体的にどう感じるか)	0 (最もよい)	1	2	3	4	5	6	7	8	9	10 (最も悪い)

患者名 ＿＿＿＿＿＿＿＿＿＿
日付 ＿＿＿＿＿ 時間 ＿＿＿＿＿

記入した人(チェックを一つ入れて下さい)
□患者さんご自身が記入
□ご家族
□医療従事者
□ご家族・医療従事者が手伝い，患者さんが記入

図1-3　エドモントン症状評価システム

(文献3より転載)

し，必要に応じて心理療法を行っている．薬剤師，栄養士，理学療法士，医療ソーシャルワーカー（MSW）も，直接介入するか，各専門職の当該担当者に助言することで必要な介入を行っている．

(菅野　康夫)

引用文献

1) Bruera E, et al：The Edmonton Symptom Assessment System (ESAS)：a simple method for the assessment of palliative care patients. J Palliat Care, 7：6-9, 1991.
2) Yokomichi N, et al：Validation of the Japanese Version of the Edmonton Symptom Assessment System-Revised. J Pain Symptom Manage, 50：718-723, 2015.
3) 国立がん研究センター先端医療開発センター精神腫瘍学開発分野：エドモントン症状評価システム改訂版(日本語版) (Edmonton Symptom Assessment System Revised Japanese version：ESAS-r-J)の使用法に関するガイドライン. Available from：〈http://pod.ncc.go.jp/〉

① 心不全緩和ケアとチーム医療

3 職種間の連携

　緩和ケアチームは，患者・家族の全人的な苦痛を緩和し，QOLの向上に寄与するために機能するという目的を果たすためのチームとして存在する必要がある．全人的医療やQOLの概念には，病理学的に説明される"disease"ではなく，病む人の心理・社会的背景から説明される「病い(illness)」に着目して，生活そのものや人間の全体像を医療の対象とする考え方が不可欠である．そして，身体的な機能回復だけではなく，その人らしい幸せな人生を送ることができるように支援するという目的を果たすことが緩和ケアチームの役割であると考える．

　さて，緩和ケアチームアプローチの重要性については，「ACCF/AHAの心不全ガイドライン」において，緩和ケアは多面的な問題に対応するため，多職種によるチームアプローチで行うことが推奨されている(Class I)[1]．そのため，近年，緩和ケアを必要とする患者・家族に対してチーム医療を行う施設も増加していることと思う．

　当院での緩和ケアチームの活動は，院内コンサルテーション型緩和ケアチーム活動であるため，コンサルティとなる主治医や病棟スタッフからのコンサルテーションがなければチームとして機能せず，患者・家族のQOLは改善しない．したがって，緩和チームの対象は，患者・家族のみならず主治医チームも含まれるため，緩和ケアを必要とする患者・家族に直接関わる医療職を適切に支援するとともに，患者・家族に質の高いケアが実践できるように，緩和ケアチームメンバーが専門性を発揮し，チームとして機能することが重要となる．

　本項では，院内コンサルテーション型緩和ケアチーム活動を効果的に進めていく上での留意点，チーム内での連携のポイントについて述べる．

コンサルテーション型緩和ケアチーム活動を効果的に進めていく上での留意点

　コンサルテーションプロセスにおいて，相談内容と問題の本質が一致していないことが少なからずある．例えば，「病期が進行している患者・家族に事前指示を確認したいが，どのようにBad Newsを伝えれば良いか分からない」という相談があったとする．相談内容は，Bad Newsを伝えて事前指示を取るための方略だが，事前指示を取ること自体が目的なのではなく，患者・家族の望む医療や療養場所について話し合い，将来の目標の共有化が目的であり，QOLの向上へつなげることが問題の本質である．

　コンサルテーションは，単なる「相談」に対する助言ではなく，さまざまな資源を用いて問題解決や変化を起こし，主治医チームを支援する援助過程であり，コンサルタント(緩和ケアチーム)とコンサルティ(主治医チーム)が情報共有しながら問題を解決していく双方向の相互作用

を持っている．したがって，緩和ケアチームは，主治医チームの相談内容をよく聴き，解決すべき問題は何か，問題の本質は何かを見極め，その問題に対してどのように介入するべきなのか（直接介入すべきなのか，そうでないのかも含めて），主治医チームと情報共有しながら判断し，患者・家族にとって最善のケアが提供できるように主治医チームを支援することが，質の高い患者・家族へのケアの提供のカギとなる．

　以上のことから，当院では，初回コンサルテーション時には必ず主治医チームから患者の情報や問題点をプレゼンテーションしてもらった上で目標設定し，必要なケア計画を共有して方向性がずれないように留意しながら，ケアの方針の統一に努めている．そして，状況が変化した際にも，情報共有を密にし，緩和ケアチーム・主治医チームの方針を統一して患者・家族へのケアが提供できるように留意している．

緩和ケアチーム内の多職種連携のポイント

　全人的ケアを目指す緩和ケアチームにおいては，メンバー間にヒエラルキーがなく，チーム内での話し合いを通して情報交換，目標設定が行われるチーム形態をとるInterdisciplinary Teamが望ましいとされている．しかし，理想的なチームの型が理解できていても，各専門職の力を発揮したチーム医療ができるとは限らない．多職種になかなか分かってもらえない，話を聞いてもらえないということも少なからずあり，チーム医療が困難になることがある．

　多職種間の理解や話し合いが困難となる理由の一つに，各職種の価値や信念，自分の得た情報が正しいという誤解がある．各専門職は，それぞれ果たす役割が違うため，持っている知識が同じだったり同じ「事実」を見ていても，専門性によって見方が異なる場合がある．このように，物事を認識する上で，専門職であるが故の志向性があるため，「自分の認識していない面がある」ということを認識できていないことがチーム医療の障壁となっていることが多く見られる．緩和ケアの対象の問題は多面的で，生の在りようは異なる．したがって，メンバー個々が自分の持っている志向性を認識し（図1-4），各職種の意見を尊重し共有することで対象の全体像の理解や問題解決につながることを理解しておく必要がある．

　そして，多職種チームが力を発揮するためには，患者・家族にとっての最善のケアに向けて，メンバー間で真摯に議論を重ねることが大切である．これはチーム医療の生命線であり，衝突や議論を避けることが日常化すれば，チーム活動の存在意義を失いかねない[2]．議論がうまくいくためのポイントは，目標をチーム内で共有することである．現在・未来に向けて患者がどうなることが良いか（誰とどこでどのような生活を送るのかを含めて）という，具体的な目標を意識することが効果的である．自分の考えを主語にするのではなく，患者を主語にして話し合うことで，チームメンバーの価値の対立が緩和され，議論がうまくいきやすくなる．そして，ディスカッションの際には，互いの専門性を尊重し，全員が対等な立場で自由に意見を言いやすい環境を意識して作ることも，多職種連携を円滑に進める上で大切な要素となる．

　加えて，多職種がディスカッションできる時間や場の確保の調整も，スムーズな連携には欠

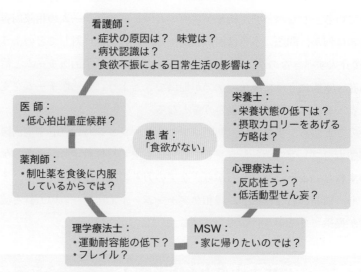

図1-4　患者の反応に対する各専門職の捉え方の相違

かせない．当院の緩和ケアチームメンバーは併任であるため，日常業務が多忙であり，全員がタイムリーに集まることが難しい場合も少なくない．そのため，コンサルテーション患者に対する情報を事前に院内情報システムを活用して共有する，カンファレンスに出席できない場合には他のメンバーに意見を伝えておくなどの工夫をしながら，より質の高いチーム活動の推進に努めている．

　以上のように，緩和ケアチームのメンバーだけでなく，主治医チーム−緩和ケアチーム間，緩和ケアチームメンバー間といった，緩和ケアチーム活動に関わるメンバーの包括的管理を推進していくことが，患者・家族への効果的な介入とスムーズな連携を行う上で重要と考えている．

（髙田　弥寿子）

|| 引用文献

1) Yancy CW, et al：2013 ACCF/AHA guideline for the management of heart failure：a report of the American College of Cardiology Foundation/American Heart Association Task Force on Practice Guidelines. J Am Coll Cardiol, 62：e147-239, 2013.
2) 小野充一：地域一般病院における緩和ケアチーム活動の要点．ターミナルケア, 13：299-301, 2003.

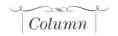

院内勉強会

　当院は，2013年に循環器緩和ケアチームを発足させ，循環器疾患の患者・家族，医療者を対象にコンサルテーション型緩和ケアを行っている．発足当初に行った医療者のアンケートでは，「緩和ケアについての関心がある」または「大いにある」と回答した医療者は約8割と多くみられたが，一方で「緩和ケアチームにコンサルトしたいと思うか」に対する回答をみると，「したいと思う」は約7割と低くなっていた．その理由として「何をコンサルトして良いかイメージがつかない」という意見があったことから，緩和ケアのコンサルテーションの増加と臨床現場の実践力に寄与するという目的で，2013年度から緩和ケアに関する院内勉強会を企画し，毎年実施している（表1-1）．

　緩和ケアはトータルペインの緩和に寄与する目的があり，患者・家族に関わる医療者全員が緩和ケアに必要な基本的知識を持ってもらうことが重要となる．そのため，勉強会の企画では，患者・家族のトータルペインのマネジメントを網羅すること，また，チームメンバーが全員で専門性のある部分の講義を担当し，専門職連携（interprofessional work；IPW）を強化しながら，臨床現場のニーズや要望に応えていくように企画している．

　勉強会の参加者は，講義を担当する職種が多い傾向にはあるが，あらゆる職種の参加があり，少しずつ緩和ケアチームの認知度は高まってきている．また，症状マネジメントに関して必要な内容についてはマニュアル化し，誰もが臨床実践の現場で活用できるようにしている．今後は，循環器疾患に関わるすべての職種が基本的な緩和ケアを実践できるよう，院内教育と体制整備を行っていきたい．

表1-1　2016年度の勉強会の企画

- 緩和ケアの概論，ガイドラインの動向，PCTの活動内容（医師）
- 循環器疾患における，スピリチュアルケア，家族ケアスピリチュアルケア，グリーフケア（看取りのケアを含む：看護師）
- 循環器疾患における意思決定支援：ACPの概念とアプローチの実際（看護師）
- 症状アセスメントとマネジメント
  ① 身体症状のアセスメントとマネジメント
  　　身体症状のマネジメント（医師）／麻薬の使い方と取り扱いの留意点（薬剤師）
  ② 食欲不振に対する栄養管理　悪液質と終末期の輸液管理（管理栄養士）
  ③ 末期〜終末期におけるリハビリテーションの意義，実践（理学療法士）
  ④ 精神症状（せん妄，うつ，認知障害：心理療法士）
  ⑤ せん妄のアセスメントとのマネジメントの実際（医師）
  ⑥ 社会的苦痛（MSW）

（　）は講義担当職種を示す．

〔髙田　弥寿子〕

② 心不全緩和ケアチームにおける各職種の役割

1 医師の役割

　かつての医療体系は，特定の医師（主治医）が患者の治療マネジメントを総じて行い，医師の指示を受けて，看護師，薬剤師，理学療法士などのメディカルスタッフが仕事をする，というイメージであった．つまり，医師を中心とした主従関係に基づいて患者診療が成立していた．しかし，医療が細分化され複雑になった現代では，それぞれの職種が専門性を持ち，それぞれの領域の中で，自律性を持ってそれぞれの責務を果たすことが，医療の根本的な考え方になっている．疾患の医学的改善だけが目的とはならない多面的な要素を持つ末期心不全では，チーム医療が一層重要である．医師は，患者の病態を最も良く把握し，治療のかじ取り役として主たる存在であり，患者や家族が頼る存在であり，またチームで中心的な役割を持つ．本項では，心不全緩和ケアチームの中で，医師がどのような役割を担うかを述べる．

▶ チームリーダーとしての役割

　どの職種が緩和ケアチームのリーダー（責任者）となるかは施設によって異なるが，身体症状担当の医師が担うことが多い．当院でも医師がチームリーダーとなっており，医師の役割として記載した．本項ではチームリーダー医師の主な役割を概説する．

▶ 依頼に対する対応

　コンサルテーションの依頼に対して，患者および相談者のニーズを明確にし，ゴールの設定を行う．緊急的な問題がある場合は迅速に対応する必要がある．主治医チームに対してアドバイスをする際には，医師が窓口になることが多い．

▶ カンファレンスの企画・主導

　緩和ケアチーム内のカンファレンスをマネジメントするとともに，円滑で有意義なディスカッションになるように導く必要がある．意見の強いメンバーに全体が引っ張られないように留意する．また，薬剤師や栄養士，理学療法士など，必要性に応じて個々の専門性が生かせるように発言を促す配慮をする．意見の対立があった場合は，緩和ケアチームの方針に一貫性が保たれるように留意し，最終的な判断を行う．

▶ 主治医チームとの良好なコミュニケーションの構築

　主治医の立場を理解し，尊重することが極めて重要である．主治医チームとのコミュニケーションをしっかりと行い，主治医の進めようとする治療の方向性を保ちながら，問題解決にむけて支援するように努める．

チームメンバーのモチベーション維持

緩和ケアチームが関わっても状態が改善しないことや，悪化する場合も多々ある．関与しているチームメンバーは無力感を感じたり，時には患者，家族，主治医チームから攻撃されることもある．そのため，チームリーダーはメンバーのストレスや葛藤に十分に配慮する必要がある．また，メンバー間の利害関係や意見の相違からトラブルが発生することもあるため，メンバーとのコミュニケーションを積極的に行い，チーム内のトラブルを未然に防ぐようにする．

病院内外での情報発信・地域連携促進

緩和ケアチームは病院内外で活動が目立たず，何を行っているのか分からない印象を受ける場合がある．病院内の勉強会を企画する，公開講座や研究会を開催するなど地域での啓発活動を企画することもチームリーダーとしての役割の一つと言える．

身体症状マネジメント

末期心不全では，多くの場合多面的な問題を抱えるが，最も中心的であり，QOL低下の直接的な原因となり，他の諸問題とも関連するのは，心不全そのものに起因する身体症状である．緩和ケアチームの医師は，コンサルテーションを受けた患者の経過および症状，身体所見，血液・画像データなどを十分に熟知し，判断しなければいけない．そのため，心不全緩和ケアチームの身体症状担当医師は，心不全治療にも精通した循環器内科医師であることが望ましい．心不全末期の身体症状としては，呼吸困難，全身倦怠感，食欲不振，疼痛などがある[1]．ここでは身体症状マネジメントに関連した注意点を記す．

適切な心不全治療が行われているかを見直す

末期心不全の身体症状は心不全の病態そのものと直結しているため，主治医チームの心不全治療が十分で適切か否かを客観的に見直すことも，緩和ケアチーム医師の役割である．主治医は連続して患者診療にあたっているため，少しずつ変化している病態の変化には気付かない場合も多い．例えば，利尿薬で不応の肺うっ血による呼吸困難として依頼があった患者に対して，緩和ケアチーム医師が診察した上で，別の作用機序を持つ利尿薬の使用を勧めることや，右心カテーテル検査の施行の示唆を出すこともある．患者に対して第三者的な目を入れることで，心不全治療自体の質を向上させることも，緩和ケアにつながる．

がん緩和ケアの基本スキルを応用する

末期から終末期レベルの心不全で認める症状は，がんの末期〜終末期で出現する症状と大きな違いはなく[2,3]，がん緩和ケアで培われた症状緩和スキルを応用できる．例えば，呼吸困難に対する抗不安薬投与やモルヒネ投与は，がん末期でのエビデンスが多く，またオピオイド使用の副作用対策は，がんでの使用から導かれたノウハウが応用可能である．さらに，末期心不

全患者でも疼痛が出現する頻度は低くない[4]．その際，がん緩和ケアの基本[5]と同様，WHO方式がん性疼痛治療法の5原則(→p.53)に準じて治療を行う．

しかし，がん緩和ケアで使用される薬剤には，心不全の病態を悪化させる可能性があるものが少なくないことに留意したい．例えば，がんに伴う食欲低下で用いられるステロイド薬は，電解質バランスへの影響や体液貯留をきたす懸念がある．疼痛に対する中心薬剤であるNSAIDsも，心不全悪化のリスクとなると言われている[6]．心不全に対するリスクと症状緩和に対するベネフィットを評価した上で，使用するか否かを判断する必要がある薬剤が少なくないことに留意する．

介入による効果を定期的に評価する

呼吸困難や疼痛の評価にはさまざまなツールが開発されている．例としてはエドモントン症状評価システム(→p.6)，Numerical Rating Scale (NRS：0〜10までの11段階でどの程度かを示してもらう)，Face Scale (人間の表情で痛みの状態を示す)などが挙げられる(→p.52)[7]．定期的に評価することによって介入方法や強度に反映することが可能であるが，あまりにも頻回に症状のスケールを聞くことが患者にとっての心理的負担になったり，医療従事者との関係を悪化させ得ることも留意する．

精神症状マネジメント

末期心不全では，抑うつ，不安，易怒性亢進，せん妄，不眠などさまざまな精神神経症状が出現する．精神症状は末期心不全におけるQOL低下の重要な要素である上，身体症状となって現れることもあり，緩和ケアチーム医師は十分な対応をとる必要がある．

精神科医・心理療法士と連携する

緩和ケアチームのメンバーに精神科医がいる場合は，回診やカンファレンスに参加し，精神症状についてのアセスメントも同時に行う．精神科医がいない場合でも，相談できる精神科医を確保しておき，精神症状マネジメントが困難な場合はすぐに意見をもらえる状況を整えておく．心理療法士とも連携し，定期的に患者と面談することで状態の評価や精神療法を行うことが可能である．

専門的な診療が必要かを見極める

末期心不全に伴う精神症状は多くの場合，環境因子の調整や日常臨床で使用する一般的薬剤の使用で対応可能であるが，状態評価や治療が困難な場合もある．自殺企図の危険がある重度な抑うつや統合失調症の可能性がある場合は，専門施設での加療が必要なこともある．精神症状が精神科の専門医療が必要な状態かを見極め，適切に対応することも緩和ケアチーム医師の役割である．

(菅野 康夫)

引用文献

1) 菅野康夫：心不全の緩和医療. 呼吸と循環, 63：587-591, 2015.
2) Solano JP, et al：A comparison of symptom prevalence in far advanced cancer, AIDS, heart disease, chronic obstructive pulmonary disease and renal disease. J Pain Symptom Manage, 31：58-69, 2006.
3) Levenson JW, et al：The last six months of life for patients with congestive heart failure. J Am Geriatr Soc, 48：S101-109, 2000.
4) 菅野康夫：末期心不全における緩和医療・終末期医療. 循環器内科, 76：173-178, 2014.
5) 日本医師会監：がん緩和ケアガイドブック. 青海社, 2010.
6) Page RL 2nd, et al：Drugs That May Cause or Exacerbate Heart Failure：A Scientific Statement From the American Heart Association. Circulation. 134：e32-69, 2016.
7) 日本緩和医療学会：緩和ケアチーム活動の手引き 第2版. Available at：〈https://www.jspm.ne.jp/active/pdf/active_guidelines.pdf〉

2 看護師の役割

　緩和ケアチームの看護師は，患者をトータルペインの視点でアセスメントし，必要な援助を各職種に依頼し調整する役割があり，緩和ケアの専門的な能力とチーム内の調整能力が求められる．本項では，具体的な4つの役割について述べる．

患者の症状のアセスメント・マネジメント

　ここでの看護師の役割は，トータルペインの視点から症状をアセスメント・マネジメントし，患者と家族のQOLを高め維持すること，また苦痛の閾値を上げて快の感覚を高めるケアを行うことである．

　トータルペインとは，Twycross[1]ががん患者の疼痛を身体面，精神面，社会面，スピリチュアルな面の4つの苦しみからなるトータルペインとしてとらえ，患者を理解することを提唱したものである（図1-5）[2]．心不全から生じる身体症状は，呼吸困難・倦怠感・食欲不振・疼痛などがあるが，患者は同時に精神的・心理社会的・スピリチュアルな苦痛も経験している．例えば，末期の低心拍出量症候群（LOS）から生じる呼吸困難は，LOS自体のみが原因ではなく，状態が改善しないことから生じる不安や恐れが悪化の一因である可能性がある．加えて，他者に委ねなければならない身体の変化による自律性の喪失，死を連想することで生じるスピリチュアルな苦悩，経済上の問題や未解決の仕事上の問題があれば，これらもまた呼吸困難を助長する原因かもしれない．このように，症状の原因は単一とは限らず，さまざまな苦痛が重なりあって生じている可能性がある．看護師はこれらの苦痛をアセスメントし，主治医チーム・

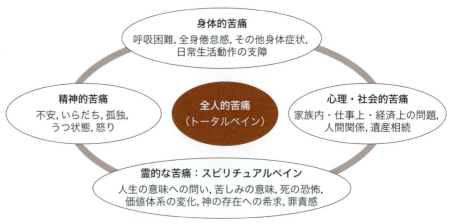

図1-5　トータルペインの理解

（文献2より引用改変）

緩和ケアチームと協同してマネジメントすることで，患者のQOLの維持を目指す．

具体的な方法としては，症状の程度・性質・パターン・増強緩和因子の有無，その症状が日常生活へ及ぼす影響（患者自身が困っていること）と，患者がとっているコーピング（対処行動）の効果をアセスメントする．そして，患者とその家族は症状（病状）をどのように感じているのか，病識と希望を確認する．緩和ケアチームと主治医チームで適切な治療が行われているかをアセスメントし，予後の見通しや治療のメリット・デメリット，本人の希望を踏まえ目標をどこに置くのかを話し合い，決定していく．症状マネジメントは多職種からなるチームで多面的に行い，看護師はマネジメントが適切かの継続した観察を行う．

患者・家族の意向を尊重した意思決定支援

ここでの看護師の役割は，患者とその家族の希望を支え，適切な意思決定ができるよう支援することである．慢性心不全患者は，増悪と軽快を繰り返し，徐々に心機能が低下して終末期に至るが，その経過では，致死的不整脈や急性増悪，感染，腎機能障害などが合併し，急変する場合がある．心不全と診断された時から定期的にアドバンス・ケア・プランニング（advance care planning; ACP）*が行われていれば，患者が意思決定できない状態になった場合も，患者の意向を尊重した治療やケアが検討できる．しかし，末期になって初めて病期を知らされ，治療の選択肢を迫られる患者もいまだ存在する．このような場合，患者・家族が病期を理解し，適切な情報を得て治療やケア・療養の場所の選択など自律した意思決定ができるよう支援していく．意思決定は，患者の意向を第一に，家族・医療者の三者の合意が得られるのが望ましい．

末期～終末期の病期の説明や今後たどる経過，推定予後などの説明は，患者・家族に大きな精神的苦痛を与える．したがって，患者の背景や心身の状態をアセスメントし，誰と一緒にどこまでどのように説明するのか，その後の対応についても策を講じておく必要がある．日本救急医療学会が「救急医療における終末期医療に関する提言」[3]で述べているように，末期には，適応条件を踏まえて補助人工心臓などの特殊な治療，強心薬の長期投与，療養の場所，緩和ケアの選択を提示し，心肺蘇生を含む積極的治療の希望の有無，ICDまたはCRT-Dの不適切作動時の対応についても説明しておく．終末期における延命治療の中止や差し控えの意向は，社会情勢を踏まえて病院内の臨床倫理委員会で医学的適切性，倫理性を議論する必要がある．看護師は，これらの意思決定に同席し，患者・家族の心の揺らぎに寄り添い，適切な意思決定ができるよう支援していく．時には家族の代弁者として支援していくことも求められる．

---

*：「延命治療の希望の是非，どこで最期を迎えたいかといったエンド・オブ・ライフケア期（人生の終末期）での望むケアを，医療者や家族など大切な人と話し合うコミュニケーションプロセス」をいう[4]．心不全と診断された時，病状の悪化時，定期検診（1年ごと）時などに，心臓病をもってどう生きるか，患者の価値観を踏まえて一緒に考えていく．

チーム間・チーム内の連絡・調整

　ここでの看護師の役割は，患者をアセスメントした結果を多職種へつなぐことである．当院の緩和ケアチームは，チームの内科医や看護師に依頼があってから，看護師または心理療法士が最初に患者を訪問する．最初の見立てで多職種の介入が必要かどうかアセスメントし，状況に応じて緩和ケアチーム内のメンバーに連絡し介入を依頼している．また，緩和ケアチームと主治医チームのチーム間，患者・家族と主治医チームをつなぐ役割も担っている．

看護スタッフの教育・直接ケア

　ここでの看護師の役割は，病棟スタッフのOJT (on-the-job training) と患者・家族への直接ケアである．病棟スタッフには，症状アセスメント・マネジメントの方法や薬剤の作用・副作用などの具体的な観察方法，ケアの方法を指導している．例えば，呼吸困難の観察として，呼吸困難の出現は安静時・労作時・入眠時のうちいつなのか，活動と休息の調整はなされているか，呼吸困難を増強する不安や恐れはないか，呼吸法を取り入れると緩和するのか，そして患者自身にとって呼吸困難はどのような意味があるのかなどから呼吸困難をアセスメントし，オピオイドが開始されれば，開始後の呼吸困難の程度と活動範囲の変化，眠気・吐き気・便秘の副作用についての観察とケアなどを病棟スタッフに指導している．

　また，訪問時に患者とのコミュニケーションやマッサージなどの直接ケアを行い，患者・家族の思いを代弁して主治医チームへ伝えたり，ケアの提案を行う．特に終末期は，今後どのような変化をたどるのかといった説明を患者・家族に行うことが難しいスタッフもおり，スタッフの能力に応じた指導を行う．

（河野　由枝）

|| 引用文献

1) 武田文和監訳：トワイクロス先生のがん患者の症状マネジメント第2版. pp 13-14, 医学書院, 2010.
2) 淀川キリスト教病院ホスピス編：緩和ケアマニュアル　ターミナルケアマニュアル改訂第4版, p34, 最新医学社, 2001.
3) 日本救急医学会：救急医療における終末期医療に関する提言（ガイドライン）．Available from：〈http://www.jaam.jp/html/teigen/teigen.htm〉
4) 谷本真理子：アドバンス・ケア・プランニングとは？：患者にとっての最善を考える．Nursing Today, 28：32-37, 2013.

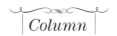

緩和ケアリンクナース

　当院では現在，医師や看護師，直接患者に関わるWOCナース（wound ostomy and continence nursing）などから緩和ケアの必要がある患者に関して相談があってから，緩和ケアチームが介入するという院内コンサルテーション型をとっている．将来的には，病棟看護師の中に緩和ケアチームと病棟看護師をつなぐ役割をもつ「緩和ケアリンクナース」が存在し協働できれば，緩和ケアチームの早期介入が可能になると考える．なぜなら，緩和ケアが必要な患者は，心不全症状や疼痛，抑うつやせん妄といった症状コントロールに難渋している症状緩和が必要な患者であるため，患者に一番近い病棟看護師がいち早く緩和ケアの必要性に気付くと予想されるからである．

　また，緩和ケアチームの看護師が，緩和ケアリンクナースにトータルペインの視点でのアセスメントやオピオイドの使用中の観察や症状評価（評価ツールの使用方法），副作用出現時の対応などの緩和ケアの初期教育を行うことで，緩和ケアリンクナースが病棟看護師の教育を担い，緩和ケアの周知と理解が深まり，緩和ケアチームへの相談，緩和ケアチームからの助言・指導が円滑に行えると考える．

（河野 由枝）

② 心不全緩和ケアチームにおける各職種の役割

3 薬剤師の役割

多くの医療者は「緩和ケア」という言葉を耳にすると「がん」をイメージする．薬剤師も例外ではない．がんは日本人の死因で最も多い病気であり，約3割の方ががんで亡くなっている現在の状況を考えると，そのようにイメージすることは当然かもしれない[1]．

心不全をはじめとする循環器疾患の緩和ケアに積極的に取り組んでいる施設は少ないため，心不全の症状緩和のための確立された対応についての報告はほとんどなく，どのような薬剤をどの程度使用すれば良いのかコンセンサスを得られていないのが現状である．今回，当院の緩和ケアチームのカンファレンスで使用を検討した薬剤を振り返りながら，循環器疾患の緩和ケアチームにおける薬剤師の役割を考える．

カンファレンスで使用を検討した薬剤

2013年9月〜2015年6月末までの約120件の依頼のうち，内容は心不全の症状緩和に関するものが最も多く，以下，精神症状コントロール，疼痛コントロールに関するものと続く（表1-2）．

表1-2　緩和ケアチームへの依頼内容

依頼内容	件数
心不全の症状緩和	41
精神症状コントロール	40
疼痛コントロール	26
意思決定支援	21
家族ケア	12
退院支援	2
その他	3
合計	145

＊重複あり．

表1-3　カンファレンスで2回以上使用を検討した主な薬剤

薬効	薬剤名
催眠・鎮静薬（内服）	ブロチゾラム，ゾルピデム，エスゾピクロン，ラルメテオン，フルニトラゼパム，エスタゾラム，トリアゾラム
催眠・鎮静薬（注射）	ミダゾラム注，デクスメデトミジン注，プロポフォール注
抗精神病薬	クエチアピン，ハロペリドール錠・注，リスペリドン，ペロスピロン
鎮痛薬（補助薬含む）	トラマドール/アセトアミノフェン配合錠，アセトアミノフェン錠・注，プレガバリン，ガバペンチン，ロキソプロフェン，トラマドール
麻薬	モルヒネ錠・注，フェンタニルパッチ・注
抗不安薬	エチゾラム，ロフラゼプ酸エチル，クロチアゼパム，ロラゼパム
抗うつ薬	ミルタザピン，トラゾドン，セルトラリン，エスシタロプラム
制吐薬	プロクロルペラジン，メトクロプラミド，ドンペリドン
漢方薬	抑肝散，補中益気湯，十全大補湯，六君子湯，八味地黄丸
便秘薬	プルゼニド，ピコスルファートナトリウム，酸化マグネシウム，ラクツロース

＊先に記載している薬剤ほど検討頻度が高い．

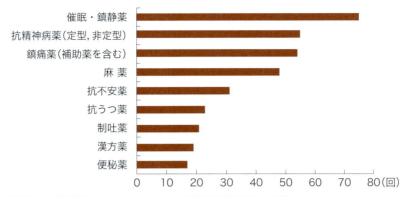
図1-6 薬効別のカンファレンスで使用を検討した回数

カンファレンスで2回以上使用を検討した主な薬剤は表1-3の通りである．この中には，緩和医療学会が作成しているがん疼痛や苦痛緩和のガイドラインに記載されている薬剤も含まれており[2,3]，使用方法が明確にされていない循環器疾患の緩和ケアにおいて，用法・用量など参考にできる部分があると考えられる．

図1-6には，カンファレンスで2回以上使用を検討した主な薬剤を，薬効別の登場回数順に示す．催眠・鎮静薬，抗精神病薬，鎮痛薬が上位に挙がっているのは，チームへの依頼内容として精神症状コントロール（せん妄を含む）や疼痛コントロールが上位に挙がってきていることからも妥当であると考えられる．一方，図1-6からは依頼内容として最も件数が多い心不全の症状緩和に対して，どのような薬剤の使用を積極的に検討しているかが読み取れない．すなわち，心不全の症状緩和への介入方法が，多岐にわたっていることが推察される．

使用薬剤検討時の注意点

漢方薬の使用と血清カリウム値

循環器疾患の中でも，特に不整脈患者では血清カリウム値を厳格にコントロールしなければならないことがある．医療用漢方製剤の7割以上に含まれている甘草は，その主成分であるグリチルリチンによって低カリウム血症を発症させる可能性があるため，使用を検討している漢方製剤に甘草が含まれる場合は必ず情報提供を行うようにしている．チームのカンファレンスで使用を検討した抑肝散，補中益気湯，十全大補湯，六君子湯は，いずれも甘草を含有する．

糖尿病合併患者への薬物介入

せん妄に対して薬剤の使用を検討する際，腎機能低下時に用量調節が不要であり，半減期が短く翌日に持ち越すリスクの少ないクエチアピンは，積極的に使用を検討する薬剤の一つである[4]．しかし，クエチアピンは血糖値を著しく上昇させる可能性が報告されており，糖尿病患者への使用は禁忌となっていることから，対象患者が糖尿病に罹患しているかの確認は必須である．

腎機能低下患者への対応

心不全患者は腎機能障害を合併している場合が多い[5,6]．これまでにチームが介入した患者を，介入時点におけるクレアチニン・クリアランス（Ccr）別に分けると74％の患者がCcr＜50 mL/分の群に属していた（図1-7）．前述の表1-3の中には，腎機能が低下している患者への使用の時に，用量に注意が必要な薬剤が含まれており，チームから薬剤の使用を推奨する際には，薬剤師は必ずその薬剤の排泄経路を確認し，患者の腎機能に応じた投与量であるかの確認を行う必要がある．

利尿薬や血管拡張薬などによる薬物療法を十分に実施しても生じる心不全患者の呼吸困難に対して，モルヒネが効果を示すことがあるという報告があり使用を検討することがある[7]．モルヒネの代謝産物であるモルヒネ-3-グルクロニド（M3G）やモルヒネ-6-グルクロニド（M6G）は腎から排泄されるため，腎機能が低下している患者へ使用すると，蓄積により副作用への対処が困難になる可能性がある．特にM6Gの蓄積は，呼吸抑制につながる恐れがあるので，呼吸回数のチェックなどの指示が抜けていないかを確認することは重要である．また，M6Gの蓄積の症状として眠気が現れることもあり，眠気の訴えがあった際には蓄積の可能性を考慮しても良いと思われる．

がん患者と心不全患者では疾患の背景が異なるため一くくりでは考えられないが，「がん疼痛の薬物療法に関するガイドライン」に「高度腎機能障害の患者へはモルヒネを使用すべきではない」と記載されていることを忘れてはならない[2]．

●

緩和ケアチームの薬剤師は，症状緩和のために使用する薬剤の適正使用に携わることに留まらず，医師・看護師らとともに，使用した薬剤が効果を示しているのかを十分に評価し，エビデンスの構築につなげていかなければならない．また，薬に関するスタッフ教育，院内採用薬以外の薬剤の購入手続き，各種マニュアルの作成（→p.212）など，幅広い関わりを持っていくことも必要である．

緩和ケアチームが関わる割合が多くなってきている患者の経過は，カルテだけでは分かり得

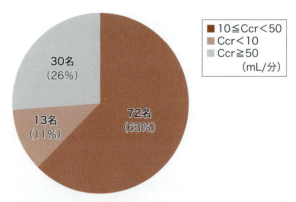

図1-7　緩和ケアチーム介入時点における患者のクレアチニン・クリアランス（Ccr）

ないことも多い．そのような症例への介入には，個々の患者背景をしっかりと把握することが大切であり，カンファレンスに参加する薬剤師は各病棟担当薬剤師と密に連携をとり，情報を共有していくことが大切である．

（小田 亮介）

引用文献

1) 厚生労働省：平成27年（2015）人口動態統計の年間推計．Available from：〈http://www.mhlw.go.jp/toukei/saikin/hw/jinkou/suikei15/〉
2) 日本緩和医療学会　緩和医療ガイドライン作成委員会編：がん疼痛の薬物療法に関するガイドライン 2014年版．金原出版，2014．
3) 日本緩和医療学会　緩和医療ガイドライン作成委員会編：苦痛緩和のための鎮静に関するガイドライン 2010年版．金原出版，2010．
4) 日本総合病院精神医学会　せん妄指針改定班編：せん妄の臨床指針―せん妄の治療指針 第2版．星和書店，2015．
5) 日本循環器学会：慢性心不全治療ガイドライン（2010年改訂版）2013/9/13更新版．Available from：〈http://www.j-circ.or.jp/guideline/index.htm〉
6) 日本循環器学会：急性心不全治療ガイドライン（2011年改訂版）2013/9/20更新版．Available from：〈http://www.j-circ.or.jp/guideline/index.htm〉
7) Johnson MJ, et al：Morphine for the relief of breathlessness in patients with chronic heart failure--a pilot study．Eur J Heart Fail, 4：753-756, 2002．

② 心不全緩和ケアチームにおける各職種の役割

4 リハビリテーション職種の役割

リハビリテーションと緩和ケア

リハビリテーションとは，人間全体としての「人間らしく生きる権利の回復」を目指すものである．すなわち，単に手足の機能改善のみが目的ではなく，現有の機能および代償手段を最大限に活用して日常生活活動（activities of daily living；ADL）を拡大させることで，可能な限り生活の質（quality of life；QOL）の向上を図ることこそがリハビリテーションである．

緩和ケアは「生命を脅かす疾患による問題に直面している患者とその家族に対して，痛みやその他の身体的問題，社会心理的問題，スピリチュアルな問題を早期に発見し，的確なアセスメントと対処を行うことによって，苦しみを予防し，和らげることで，QOLを改善するためのアプローチである」と，2002年にWHOにより定義されている．

リハビリテーションにおける評価では，国際生活機能分類（International Classification of Functioning, Disability and Health；ICF，図1-8）の概念を基に，健康状態，心身機能・身体構造，活動，参加，環境因子，個人因子の面から患者の状態を総合的に把握し，生活機能に着眼した個別的な目標を設定してプログラムを立案する．緩和ケアの対象である患者に対して，痛みや身体的問題，そして，活動や参加をICFに則り評価し，ADLの拡大，QOLの向上を目指すという点で，リハビリテーション職種は緩和ケア領域でもその専門性を発揮することができる．

緩和ケア領域のリハビリテーションは，がん患者への取り組みから着目されるようになった．2010年の診療報酬改定で「がん患者リハビリテーション料」が新設され，また2013年に「がんのリハビリテーションガイドライン」[1]が発刊され，がん患者の緩和ケアにおけるリハビリテーション職種の介入は定着してきた．しかし，心不全患者への緩和ケアにおけるリハビリテーション介入に関する十分なエビデンスはなく，今後，介入方法およびその介入効果を明らかにする必要がある．

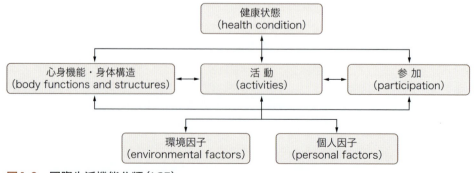

図1-8　国際生活機能分類（ICF）

心不全患者への緩和ケアにおけるリハビリテーション

　終末期患者の病みの軌跡によると，がん患者の場合は終末の3ヵ月で急速に身体機能が低下するとされる一方，心不全などの臓器不全患者の場合は寛解，増悪を繰り返しながら徐々に身体機能が低下し，最期は比較的急速に死を迎えるとされている[2]．このような軌跡をたどることから，心不全患者に対するリハビリテーションは，寛解期なのか増悪期なのかを把握した上で身体機能を評価し，その時期に応じた目標やアプローチを選択する必要がある．心不全患者の場合は，病状が進行するまで比較的ADLは保たれている場合が多い．このような患者には，医学的評価・運動処方に基づく歩行やエルゴメーターなどの運動療法に加えて，冠危険因子是正・患者教育およびカウンセリングなどを含めた包括的な心臓リハビリテーションが重要である．また，心不全が悪化し，大動脈内バルーンパンピング（IABP）や経皮的心肺補助法（PCPS）などの機械的循環補助治療がなされ，かつ，鎮静のため臥床に伴う廃用症候群が進行した患者では，立ち上がりや歩行などADLの拡大を図るためのリハビリテーションが必要となる．さらに病状が進行し，徐々にADLが低下してくる時期には，補装具や福祉用具を活用してADLの低下を最小限に留めつつ，臥床状態が長期におよぶ場合は，ストレッチやポジショニングなどで身体的苦痛の緩和や精神的な援助を図り，QOL維持に努める．

　このように，心不全患者の病みの軌跡に応じて患者のニーズを傾聴し，患者の生活機能を評価し，QOL向上のため適切なリハビリテーションを提供することが緩和ケアにおけるリハビリテーション職種の役割である．

心不全緩和ケアチームの一員としての理学療法士

　当院の緩和ケアチームには，理学療法士1名がメンバーとして参画している．その役割は，緩和ケアチームのカンファレンスにおいて，ICFの概念を基盤とした生活機能という視点から効果的にQOL向上を図れるように意見を提言し，かつ，チームとしての方針を共有認識することである．

　当院の調査によると，1年間（2014年7月1日～2015年6月30日）に緩和ケアチームへの介入依頼のあった患者62名のうち，46名に対してリハビリテーション介入を行っており，リハビリテーション介入を必要とする患者の割合が高いことが分かった．

　緩和ケアチームが介入する患者は，呼吸困難や倦怠感，痛み，不眠，抑うつなど多くの問題を抱えているため，単一の職種のみでそれらの問題を解決することは困難である．よって，多職種で構成される緩和ケアチームでそれらの問題を多角的に評価・検討することで，より効果的なケアが可能となる．例えば，呼吸困難があり活動性が低下している患者で，患者が歩きたいと要望している場合，リハビリテーション職種による動作時の呼吸困難の評価，動作方法の指導に加えて，緩和ケアチームで呼吸困難の原因や薬剤の調整を検討することで，より効果的な介入が可能となる．また，理学療法士が歩行状態を病棟看護師に伝達し，病棟生活で歩行の

機会を取り入れることでADL改善につながり,患者のQOL向上を図ることができる.なお,心不全緩和ケアチームの一員としての理学療法士,緩和ケアチームで検討した方針,すなわち共有情報をリハビリテーション科の他のスタッフに確実に伝達することも大切な役割である.

〔山本 幸夫〕

|| 引用文献
1) 日本リハビリテーション医学会／がんのリハビリテーションガイドライン策定委員会編:がんのリハビリテーションガイドライン.金原出版, 2013.
2) Lunney JR, et al：Patterns of functional decline at the end of life. JAMA, 289：2387-2392, 2003.

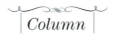

リハビリテーションの効果

　心不全緩和ケアにおけるリハビリテーションの報告は少ない．また，緩和ケアはいわゆるターミナルケアと異なるため，患者の病状も異なり，身体機能・能力もさまざまである．

　日本循環器学会より示された「心血管疾患におけるリハビリテーションに関するガイドライン（2012年改訂版）」[1]では，心血管疾患における運動療法による身体的効果，精神的効果およびQOLに及ぼす効果，二次予防効果に関する有効性が示されている．しかし，病状悪化により徐々に身体機能が低下していく患者やエンドステージの患者に対するリハビリテーションの効果については，不明な点も多い．

　2014年7月〜2015年6月の1年間に当院で緩和ケアチームが介入した患者のうち，入院時NYHA分類Ⅳ度の重症心不全でリハビリテーションの依頼があった患者22名（平均年齢：71±17歳，入院期間［中央値］：110日）を対象とした調査を紹介する[2]．リハビリテーション開始時のプログラムは，臥位での関節可動域運動や筋力増強運動が55％と最も高く，終了時では歩行練習の割合が46％と最も高かった（図1-9）．対象の

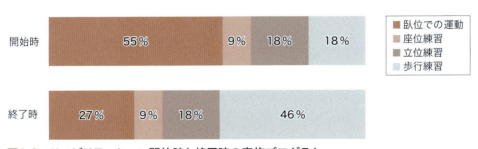

図1-9　リハビリテーション開始時と終了時の実施プログラム

（文献2より引用，一部改変）

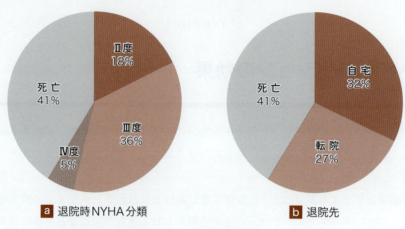

図1-10　対象患者の退院時NYHA分類と退院先

（文献2より引用，一部改変）

41％が死亡したが，それ以外の対象の退院時NYHA分類は，Ⅳ度のままが5％，Ⅲ度に改善が36％，Ⅱ度に改善が18％であった．また，退院先は自宅が32％，転院が27％であった（図1-10）．

　これらの結果から，心不全緩和ケアにおけるリハビリテーションでは，重症心不全患者であっても死亡に至る患者から治療により改善する患者までとさまざまであり，退院先も患者によって選択が異なるため予後予測が難しいことが分かる．すなわち，可能な限り動作能力の改善を図ることを念頭に置きつつ，病態や個人的背景を加味した上でQOL向上のための取り組みが求められる．

（山本　幸夫）

|| 引用文献

1) 日本循環器病学会：心血管疾患におけるリハビリテーションに関するガイドライン（2012年改訂版）．Available from：〈http://www.j-circ.or.jp/guideline/index.htm〉
2) 山本幸夫ほか：循環器疾患の緩和ケアにおけるリハビリテーション．第80回日本循環器学会学術集会，2016．

② 心不全緩和ケアチームにおける各職種の役割

5 管理栄養士の役割

　緩和ケアといえば，末期がん患者に対するホスピスなどを連想する方も多いだろう．しかし2002年のWHOによる緩和ケアの定義によると，これまでの「治癒を目指した治療が有効でなくなった患者に対する」ケアという概念から，トータルペイン（→p.16）の緩和という考え，すなわち，より人間的な対応が求められるものになったといえる．このことは，終末期よりもっと早期から介入し，患者の痛みや苦痛の予防・緩和，さらには心理学的・精神的サポートまで行うことの必要性や重要性を明確にしているといえる．これはもちろん，がんという疾患のみならず，心不全医療においても積極的に取り組んでいかなければならないケアである．

　補助人工心臓や心臓移植といった先進的治療がすすむにつれ，心不全末期患者には，治療方法についての選択や倫理的判断を迫られる場面も増えてきている．心不全の緩和ケア領域では，そういった患者への意志決定支援や生活サポートなどについても考えていかなければならない．そして，患者の抱える諸々の問題や負担を少しでも軽減し，QOLの改善につながるような支援を，医師，看護師，薬剤師，理学療法士，心理療法士，医療ソーシャルワーカー（MSW），管理栄養士といった多職種が連携して行っていくことに意義があると考える．

　では，そういった心不全患者の緩和ケアとして，果たして管理栄養士の役割とはいったい何なのか，緩和ケアチームの一員として何ができるのか．

　心不全はその病態変化の特徴として，増悪期と回復期を繰り返しながら末期・終末期を迎えることとなる．心不全，特に右心不全の状態になると，全身から心臓に戻ってくる血液が停滞するため，体のあらゆる部分に水分がたまり，むくみが生じる．肝臓や消化管のむくみ，胸水・腹水などが食欲不振や嘔気の原因となり，食事が食べられなくなって，結果，栄養状態の低下を招いてしまうことが多くある．増悪期にこのような栄養不良の状態に陥ってしまうと，病状は一気に悪化し，心臓悪液質の状態となり死への経過を早めてしまう結果となりかねない．

　心臓悪液質は心臓疾患により衰弱した状態のことであり，飢餓とは異なり，必要なエネルギーや栄養素を補うだけでは改善が得られない，治療抵抗性の栄養不良症候群といえる．主にがん領域で解釈されている悪液質の概念によると，悪液質にはステージがあり，病状の進行によって，前悪液質，悪液質，不応性悪液質と移行していく（図1-11）．不応性悪液質の状態になると，必要エネルギー量は極端に減少すると考えられており（図1-12），いわゆる「緩和」へのシフトチェンジを行うタイミングであると捉える．心不全領域においても，終末期の不応性悪液質の段階と判断されれば，積極的な栄養投与（経腸栄養や静脈栄養）は行わず，食欲の刺激や嘔気予防など食事（経口摂取）にまつわる対応が中心となるであろう．

　終末期心不全患者の多くは，強い倦怠感や嘔気などにより経口摂取が困難な場合が多い．しかし，「食べること」はQOLを保持する上で重要な要素といえる．最期まで患者の症状や嗜好

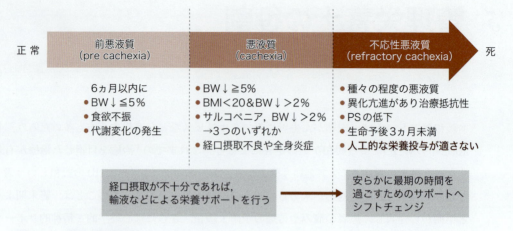

図1-11 悪液質の進行

(文献1より著者作成)

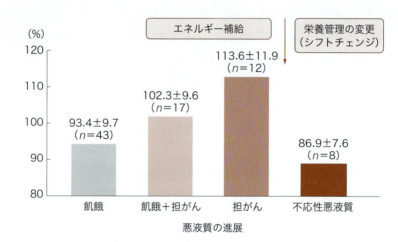

図1-12 エネルギー消費量とがんの進展
REE：安静時エネルギー消費量，BEE：基礎エネルギー消費量．

(文献2より引用)

を考慮した食事提供を行うことは，管理栄養士の重要な役割であると考える．

　病院食では必ずしも患者の希望に沿った食事が提供できるとは限らない．むしろ，使用食材やマンパワーの問題などにより，困難となる場合が多い．そのような限られた条件下においても，少しでも患者の希望に配慮した対応を行っていくことは，管理栄養士にとって大きな課題であると言える．

　一方で，このような心不全終末期に陥る前に行っておかなければならないこともある．増悪期にこそ栄養状態を落とさないための栄養管理である．経口摂取が可能な状態であれば，食思や嗜好を考慮した食事内容や栄養補助食品の調整が必要となる場合もある．また，嘔気などの消化器症状が強く経口摂取が困難な場合には，経腸栄養や静脈栄養の提案が必要となる場合もある．いずれにせよ，積極的な栄養管理が重要と思われる時期であれば，主治医の治療方針を

確認した上で，個々の病状に合わせた対応が求められるであろう．

　また，重症心不全患者においては，VADを装着し心臓移植が適応となる患者もいる．このような患者は，低栄養が進行した状態のままVAD装着術を行うケースも少なくなく，また，全身麻酔や人工心肺管理下でのVAD装着術は重度のストレスがかかるため，術前後の栄養管理は重要となる．さらに，VAD装着後には創部（ドライブライン）感染など諸々のリスクによって容易に低栄養に陥りやすく，移植待機期間の長い患者においてはその栄養管理に十分留意する必要がある．また，待機期間中には，ドライブラインの疼痛や，抑うつなどの精神症状の出現により食欲低下をきたすケースも少なくない．したがって，栄養状態や栄養摂取状況を継続的に確認し，栄養状態の低下はないか，必要栄養量は充足されているか，食事内容や経腸栄養・静脈栄養の内容は適切であるか，といった評価を行うことも重要であると考える．

　いずれにせよ，心不全の緩和ケアでは，その病態・病期によって行うべき栄養管理は異なる．管理栄養士はその時々でいかなる対応が必要であるかを見極め，適切な栄養管理を行っていくことに努めなければならない．

（佐藤 友紀）

|| 引用文献
1) Fearon K, et al：Definition and classification of cancer cachexia：an international consensus. Lancet Oncol, 12：489-495, 2011.
2) 東口高志ほか：全身症状に対する緩和ケア．外科治療, 96：934-941, 2007.

|| 参考文献
・大石醒悟ほか編：心不全の緩和ケア　心不全患者の人生に寄り添う医療．南山堂, 2014.

② 心不全緩和ケアチームにおける各職種の役割

6 心理療法士の役割

心理療法士とは

　心理職とは心理学の知見を有し，専門性を活用することが求められる職業，従事者である．わが国の心理職の職域は，医療，福祉，教育，司法・矯正，産業・労働など多岐に渡る．2014年に報告された「心理職の役割の明確化と育成に関する研究（厚生労働科学特別研究）」によると[1]，日本で活動する心理職者数は38,000〜40,000名と推計され，精神科病院，一般病院，福祉領域，教育領域など，各領域で活動する心理職者数が示された（図1-13, 表1-4）．2017年1月現在，日本臨床心理士資格認定協会が認定する臨床心理士や日本心理学会が認定する認定心理士など，日本で活動する心理職者が保有する資格はすべて民間資格であり，心理職の統一名称は存在しない．教育領域ではスクールカウンセラー，産業・労働領域では産業カウンセラーなどの名称や資格名で呼ばれることが多く，保険医療機関（病院，診療所など）では公的

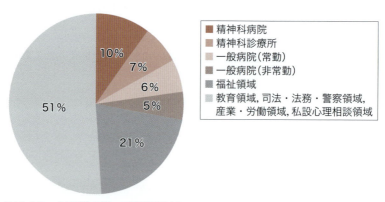

図1-13　心理職者数の領域別割合

表1-4　心理職者の領域別人数推計（名）

精神科病院	3,700〜4,420
精神科診療所	2,330〜3,190
一般病院（常勤）	2,470
一般病院（非常勤）	1,930
福祉領域	5,500〜10,600
教育領域，司法・法務・警察領域，産業・労働領域，私設心理相談領域	20,000
全領域の心理職者数	38,000〜40,000
心理学諸学会連合	36,547〜45,684

（文献1より引用）

医療保険の診療報酬算定要件上の名称から臨床心理技術者と呼ばれる．このように，所属学会，活動領域，保持資格などによってさまざまな名称で呼ばれることから，公的医療機関等では所属学会や資格名に関係なく，心理職の総称として「心理療法士」と呼称されることが多い．

しかし，2015年9月，わが国の心理職者の積年の悲願であった心理職の国家資格を創設する「公認心理師法」が可決・成立した．これにより，早ければ2018年には国家資格者である公認心理師が誕生し，心理職の公的な名称となる予定である．

心理療法士の役割

筆者は「心理療法士の役割とは何か？」と尋ねられたとき，「例えるならば，車のカーナビです」と答える．ご存知の通り，カーナビとはカーナビゲーション・システム（以下，カーナビ）の略で，自動車を運転するドライバーを目的地まで案内するシステムおよび機器である．この書籍の主な読者であろう循環器疾患領域の医療従事者の多くは，心理療法士との接点が少ない方が大多数であろう．よって本項では，心理療法士の役割をカーナビになぞらえて解説してゆく．

手順1：目的地を設定する

カーナビは主に，自動者を運転するドライバーが目的地までの経路を未知である場合や道順に自信がない場合に使用されることが多い．そのため，まずはカーナビに目的地を設定することが必要となる．目的地の設定方法は電話番号検索，住所検索，ランドマーク検索など，さまざまな検索・設定方法がある場合が多い．

心理療法士はまず，患者を含めた被援助者が何に悩み，何に困っているのかを確認する．この被援助者の悩みごとや困りごとを軽減・解消することが「目的地」となる．心理療法士は被援助者の緊張や状況に配慮しながら，被援助者の生活状況，考え方，行動の傾向などの概要を確認し，詳細な目的地の情報を得てゆく．

手順2：複数の順路を検索し，ドライバーの希望するルートを選択する

カーナビに目的地を設定すると，カーナビのシステムは複数の順路を検索し，ドライバーに提示する．順路の種類は「最も速く到着する順路」，「渋滞の少ない順路」，「高速道路料金などの追加費用が必要ない順路」などが提示されることが多い．その複数提示された順路の中から，ドライバーは自分の望む順路を選択し，出発前の準備が完了する．

心理療法士は手順1で被援助者の抱える問題の情報を確認しながら，同時に被援助者を目的地まで案内する順路を頭の中で複数検討する．この際，被援助者の抱える問題の緊急度および重症度，経済状況，社会的状況なども踏まえながら検討しなければならない．具体的には，緊急を要する問題に対する当面の対処法を獲得することを重視するのか，時間はかかるが安全で心身や生活への負荷が少ないゆっくりしたペースを重視するのか，問題解決への手助けとなる各種心理検査をどの程度実施するのか，などである．そして，心理療法士は推奨される複数の

順路を被援助者へ提示し，被援助者が主体となって順路を決定してゆく．この際，心理療法士から被援助者に対して，積極的に順路の推奨は行わない．あくまでも望む順路を決定するのは被援助者であり，心理療法士は順路に関する説明のみに終始し被援助者の決定を支援する．そして，被援助者が選んだ順路に沿って，今後の心理的支援を進めてゆくこととなる．

なお，ここまでの手順を心理学用語では「受理面接（intake interview）」と呼ぶ．

手順3：目的地までの経路を案内する

目的地を設定したカーナビは，ドライバーの運転に沿って適宜必要な案内を行ってゆく．順路の中に危険な個所がある場合や，運転に注意を要する必要がある場合には，視覚と音声でその旨を案内する．また，ドライバーが順路を逸れた場合には，瞬時に順路を再検索し，安全かつ的確に順路へと導く．

解決すべき問題と解決までの順路を相互に共有した被援助者と心理療法士は，心理検査や心理療法へと取り組んでゆく．心理検査は主に被援助者が自分自身の現状を客観的に振り返り，検査結果を心理療法士と共有しながら順路の調整を行ってゆくためのツールであり，心理療法とは心理療法士が積極的に何か特別な治療を実施することではなく，被援助者が最適な順路を安全に進んでゆけるようサポートする援助方法（順路の種類）の総称である．カーナビ同様，心理療法士は被援助者に対して，各種検査や療法の意義とメリット・デメリットを説明しながら，問題解決へと被援助者と共に進んでゆく．時に，被援助者は問題解決から遠のく言動を呈することがあるが，これに対して心理療法士が積極的に被援助者を順路へ戻すことはしない．心理療法士はあくまで，被援助者が問題解決から遠のいていることを被援助者自身が気付くことを支援し，順路へ戻る方法を提示するのみである．この「気付き」を促し，被援助者自身が問題解決に向かって「自発的に進路を修正する」取り組みが，心理療法およびカウンセリングの中核である．

手順4：目的地に到着すると案内を終了する

ドライバーの指定した目的地に到着すると，カーナビは自動的に案内を終了する．ドライバーは，初めは未知であったり自信のない道であっても，繰り返し同じ順路を通ることで，道順を覚え運転に自信がつき，カーナビの必要度は徐々に低下する．さらに運転を繰り返すことで，主要順路以外の抜け道なども走行できるようになり，最終的にはカーナビが不要となる．

被援助者が抱える悩みごとや困りごとなどの問題が軽減・解決することを「成功体験」と呼ぶ．心理療法士は，被援助者の成功体験を，被援助者が獲得した技術と経験である旨を繰り返し伝えることで，その技術と経験の定着を補強する．この過程を繰り返すことで，被援助者は同様の問題へ対処する自信を深めてゆく．心理学用語では，この自信を「自己肯定感（self-esteem）」または「自己効力感（self-efficacy）」と呼ぶ．自信と同様の問題への対処技術が高まったと被援助者自身が自覚し，それを心理療法士と共有した時点で，心理療法およびカウンセリングは終了となる．

前述の通り，心理療法士の役割は問題解決までの案内役である．心理療法の主役は被援助者であり，被援助者の抱える問題へ自身で対応できる技術を獲得するというゴールを共有しながら，心理療法士は被援助者がそこに至るまでの最適な順路を案内する．このような支援方法を「来談者中心療法(client centered therapy)」または「人間中心療法(person centered approach)」と言い，現代の臨床心理学的援助の根幹となっている．なお，心理療法士の背景学問である臨床心理学は，幅広い考えや思想を包括する学際的で広義な学問である．本項で解説した心理療法士の役割は，数多くの臨床心理学的援助のひとつとご理解いただけると幸いである．

循環器疾患患者へのメンタルヘルスケア

1984年にWHOは，「健康とは，病気でないとか，弱っていないということではなく，肉体的にも，精神的にも，そして社会的にも，すべてが満たされた状態」と定義している[2]．これは，心血管疾患を治療し，患者の健康を希求する循環器疾患領域においても例外ではなく，身体的な治療と並行して患者の精神的幸福，社会的幸福も考慮しなくてはならない．

循環器疾患領域と臨床心理領域，精神疾患領域の関連性については現在国内外で活発に研究されており，代表的なものでは「否定的な性格特性を持つ者は心血管疾患のリスクが高い」[3]，「循環器疾患に併存するうつは予後規定因子である」[4]などの研究報告が示されている．また近年，高齢心不全患者が増加の一途を辿っており，認知症の併存が服薬アドヒアランスやセルフケア能力の低下を招くことが危惧されている．

つまり，循環器疾患患者へのメンタルヘルスケアを考える上で，①疾病予防や健康・保健に関連する心理社会的なメンタルヘルスケア，②精神疾患を対象とする精神科医療的なメンタルヘルスケアの2つの側面を分類・再統合して検討する必要がある．

循環器疾患領域における心理療法士の役割

疾病予防や健康・保健に関連する心理社会的なメンタルヘルスケア

循環器疾患領域における疾病予防や，健康増進に関連するメンタルヘルスケアの代表例がストレス対策である．一般的に「ストレスは万病のもと」と呼ばれるように，ストレスは心身にさまざまな影響を及ぼす．循環器疾患領域との関連では，強いストレスが急性心筋梗塞の発症と予後に関係するという研究報告がある[5]．その他，血圧の上昇や脈拍数の増加などを及ぼすことから，心臓リハビリテーション領域をはじめとするわが国の循環器疾患関連の各種ガイドラインでは，ストレスは循環器疾患の危険因子として明記されている[6]．

心理療法士の役割の一つとして，循環器疾患患者のストレス軽減を図ることがある．ストレスはその特性上，生活の中では必ず存在し，全くストレスのない「ストレスフリー」の状況にはならない．このストレスとどのように付き合い，循環器疾患の増悪を予防し健康で文化的な生活を送るためにはどうすれば良いのか，などの教育を循環器疾患患者へ行うことが重要であ

る．わが国の心臓リハビリテーション領域では，「ストレス教室」などの名称で，患者への心理教育（集団指導）が実施されていることが多い[7]．

精神疾患を対象とする精神科医療的なメンタルヘルスケア

近年，うつは約2割の循環器疾患に併存し，予後規定因子であることが報告されている[4,8]．また，認知症や知的障害などが併存する循環器疾患患者は，服薬や生活のアドヒアランスが低下し循環器疾患の増悪や再発を繰り返す恐れがある．

心理療法士の役割として，循環器疾患に併存する精神科疾患を早期発見し，その程度や疾患傾向などの情報を，精神科医を含めた多職種と共有することが求められる．また，既に精神科疾患が併存する循環器疾患患者への具体的な対応の工夫などを循環器疾患領域に従事する多職種と共有することで，患者のQOL向上と医療者のストレス軽減につながると考えられる．

（庵地 雄太）

引用文献

1) 村瀬嘉代子：心理職の役割の明確化と育成に関する研究．厚生労働科学特別研究報告書，2014．
2) 日本WHO協会：健康の定義について．Available from：〈http://www.japan-who.or.jp/commodity/kenko.html〉（2016年12月10日閲覧）
3) 石原俊一：ストレス課題におけるタイプDパーソナリティと心臓血管系反応の関連性．人間科学研究，35：1-13, 2013．
4) 伊藤弘人ほか：循環器疾患と精神障害：虚血性心疾患に伴ううつを中心に．総合病院精神医学，23：11-18, 2011．
5) 水谷和郎ほか：阪神淡路大震災と急性心筋梗塞：ストレスの急性心筋梗塞発症に及ぼす影響．Jpn Circ J, 60 (Suppl I)：151, 1996．
6) 日本循環器学会ほか：心血管疾患におけるリハビリテーションに関するガイドライン（2012年改訂版，2015年1月14日更新版）．Available from：〈http://www.j-circ.or.jp/guideline/index.htm〉
7) 水谷和郎ほか：心臓リハビリテーション教室及びストレス教室出席者におけるタイプA気質の検討の試み．心臓リハビリテーション，13 (suppl)：S116, 2008．
8) Suzuki T, et al：Depression and Outcomes in Hospitalized Japanese Patients With Cardiovascular Disease．－Prospective single－center observational study－．Circ J, 75：2465-2473, 2011．

② 心不全緩和ケアチームにおける各職種の役割

7 医療ソーシャルワーカーの役割

医療ソーシャルワーカーの業務

医療ソーシャルワーカー（MSW）の業務とは，保健・医療機関において，当該施設に受診・受療する患者，家族らが抱える心理的・経済的・社会的に関する問題について，社会福祉の立場からその問題の解決に向けての支援を行うことである．具体的には，次の項目が挙げられる[1]．

▶ 療養中の心理的・社会的問題の解決，調整援助

入院，入院外を問わず，生活と傷病の状況から生ずる心理的・社会的問題の予防や早期の対応を行うため，社会福祉の専門的知識および技術に基づき，これらの諸問題を予測し，患者やその家族からの相談に応じ，解決，調整に必要な援助を行う．

▶ 退院援助

生活と傷病や障害の状況から退院・退所後の選択肢を説明し，相談に応じ，解決，調整に必要な援助を行う．

▶ 社会復帰援助

退院・退所後において，社会復帰が円滑に進むように，社会福祉の専門的知識および技術に基づき援助を行う．

▶ 受診・受療援助

入院，入院外を問わず，患者やその家族などに対する受診，受療の援助を行う．

▶ 経済的問題の解決，調整援助

入院，入院外を問わず，患者が医療費，生活費に困っている場合に，社会福祉，社会保険などとの機関と連携を図りながら，福祉，保険など関係諸制度を活用できるように援助する．

▶ 地域活動

患者のニーズに合致したサービスが地域において提供されるよう，関係機関，関係職種などと連携し，地域の保健医療福祉システムづくりに参画する．

医療ソーシャルワーカーの役割

緩和ケア領域におけるMSWの主な役割として，社会的苦痛に対する支援が挙げられる．療養を続ける上での経済的，社会的な問題の有無をアセスメントし，問題の解決に向けての支援を行うことが重要と考えられる．

経済的な問題がある場合には，活用可能な社会保障制度（高額療養費制度，指定難病医療，障害者医療，障害年金，障害者手帳，傷病手当金，雇用保険，生活保護など）の紹介，調整を行う．

在宅生活において医療，看護，介護支援が必要な場合には，介護保険制度，障害者総合支援制度等を活用し，地域におけるサービス提供事業所との連携を図り支援体制（訪問診療，訪問看護，訪問介護，訪問リハビリテーション，訪問薬剤管理指導，居宅介護支援事業所，デイサービス，ショートステイ，レスパイト入院，福祉用具など）を整える．支援体制の調整には患者，家族を含めて医療機関スタッフ，在宅支援スタッフによる多職種合同カンファレンスを開催し，共通認識を持つことが重要となる．患者，家族らの意向を中心として，各職種それぞれの専門的な立場から助言，必要な情報の伝達を行う．

　在宅での生活が難しくなってきたり，施設での生活を希望される患者の場合には，希望にできるだけ沿える施設の調整を行う．施設には介護老人福祉施設（特別養護老人ホーム），介護老人保健施設のような介護保険施設のほか，有料老人ホーム，サービス付き高齢者向け住宅，グループホームなどの民間施設がある．それぞれに受け入れ基準や職員の配置体勢等に違いがあるため，患者，家族らの希望や，介護状況，医療依存状況などに合わせての選択が必要となる．

　患者が社会復帰や何らかの社会活動への参加を希望する場合には，本人の望む社会参加が実現できるよう助言（ハローワーク，地域障害者職業センター，職業能力開発校，職業訓練校，障害者就業・生活支援センター，シルバー人材センター，ボランティアセンターなどの紹介）を行う．

　以上のように，MSWは社会的苦痛に対して社会福祉の専門的立場からの支援を行っている．

（長松　耕平）

|| 引用文献
1) 日本医療社会福祉協会：医療ソーシャルワーカー業務指針．Available from：〈https://www.jaswhs.or.jp/guide/ethics.php〉

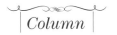

退院支援における病診連携の現状と課題

　病診連携には前方の連携(紹介患者の受診予約などの調整)と後方の連携(転院・退院支援)があるが，ここでは後方連携の現状について述べる．

　後方連携の転院には大きく分けて2つの方針がある．1つはリハビリテーション目的で，もう1つは療養目的である．まず，リハビリ病院への転院についてだが，心不全後の廃用症候群に対するリハビリ病院の受け入れは，脳卒中，整形外科術後のそれとは違い制限があることが多い．近隣の病院では，当院の患者の病態を把握し，検討してくれる病院があるが，少し離れた地域では，肺炎による廃用症候群の患者以外は受け入れできない，または原因疾患にかかわらず廃用症候群の患者自体の受け入れを行っていないと断られることも少なくない．そうなると，患者の自宅に近い病院を紹介することができず，家族に負担をかけることになってしまう．また，服用している薬が特殊かつ高額であることも多く，転院先での取り扱いがない，包括払いであるため持ち出しになり病院の負担が大きいなどの理由から，それが受け入れの制限になることもある．

　次に，療養型病院への転院についてだが，この場合も，高額薬の扱いについてはリハビリ病院とほぼ同様の問題がある．また，療養型病院に特有の問題として，心不全患者はかなり心臓の機能が低下していても療養型病床の医療区分(点滴・酸素投与など医療行為が必要であることや気管切開されている状態など，定められた一定の状態の患者を優先的に受け入れするシステム)に該当されないことが多い．また，意識状態もしっかりしている患者が多く，そういった意味でも療養型病院の環境は必ずしも合うとは言えないのである．

　では，改善も見込めず在宅環境や介護サービスの見直しに限界がきて入退院を繰り返す状態になった場合に，どのような選択肢があるのか．中には介護施設などに入所する患者もいるが，諸事情からやはり自宅を希望する患者が多い．その状況を繰り返していると，中には強心作用のある点滴からの離脱が困難になる患者がいる．その点滴からの離脱ができなくなると，退院に向けての選択肢は今のところはないに等しい．点滴投与は療養型病床の医療区分に該当するが，強心作用のある点滴の管理ができる療養型病院は現状皆無に等しく，また，在宅調整も管理可能な薬剤に制限があることなどの保険上の問題もあり，退院が進まないのが現状である．

　このような事例を今後どのように解決していくかが，退院支援の最も大きな課題の1つと言える．

(榎本 佳代子)

③ 心不全で出現する諸問題への対応

1 呼吸困難

循環器疾患患者が訴える呼吸困難の例

- 肺うっ血が存在し，低酸素血症を伴う呼吸不全の状態．
- 低酸素血症は伴わないが，精神的な不安で引き起こされる息苦しさ．
- 臥位になることで，夜間就寝数時間後に出現する呼吸困難（発作性夜間呼吸困難）．
- デコンディショニングによる運動耐容能低下にて，労作時に出現する息切れ．

　呼吸困難は，さまざまな心不全症状の中でもほぼ必発と言っても過言ではない．そのため心不全患者に対する苦痛緩和において，呼吸困難への対応は避けて通れない．
　肺うっ血が存在する場合，低酸素血症を伴う呼吸不全の状態となるため，当然呼吸困難を訴える．しかし，肺うっ血が存在せず低酸素血症でなくても呼吸困難を訴えることがあり，その場合は精神的不安が関与している可能性がある．このように「呼吸困難」と「呼吸不全」は必ずしも一致するものではないため，パルスオキシメーターによる血中酸素飽和度では呼吸困難を評価することはできない．呼吸困難は患者の主観的症状であることから，その程度評価のツールとしてNumeric Rating Scale（NRS，→p.52）が簡便に利用できる．
　呼吸困難は状況や時期によってさまざまな要因が関与し，また患者本人・家族の要望や価値観もさまざまであることから，その対処は臨機応変に行うべきである．本項では，心不全に伴う呼吸困難への対処法について述べる．

精神的な不安で引き起こされる呼吸困難への対応

環境整備

▶ ベッドやナースコールボタンの位置の調整
　病室に患者1人でいると，「呼吸困難が出現しても誰も来てくれないのではないか」という孤独・不安感を認めることがあるため，ナースコールボタンを必ず手の届くところに置き，コールがあればすぐ対応する旨を伝える．また，希望に応じて，室外から常に目の届く場所にベッドを配置したり，心電図モニターを装着していればナースステーションで状態を把握できていることなど，常に見守っていると伝えることで安心してもらうことも大切である．

▶ 送風

呼吸困難を有する患者（心疾患・呼吸器疾患含む）に対し，顔への送風が呼吸困難改善に有用であったとする報告があることから[1]，家族にうちわであおいでもらう，扇風機で送風するなどといった工夫が効果的である．

リラクゼーション法

呼吸困難に対するリラクゼーション法として，イメージ療法や漸進的筋弛緩法（progressive muscle relaxation training；PMRT）などがあり，心不全による呼吸困難に対してはPMRTを試みた報告がある[2]．PMRTセッションは，規則的な呼吸に合わせて足から顔まで順番に筋の緊張と弛緩を繰り返し行うが，その報告によると呼吸困難に対しては有意な改善を認めないものの，不安や抑うつに対しては中等度の効果が認められている．

この報告は比較的循環動態の安定している外来通院中の慢性心不全患者が対象であるため，入院を要する心不全終末期患者への効果は不明であるが，早い時期に施行方法を指導しておくことは有用であると考えられる．

抗不安薬

心不全による呼吸困難に対する抗不安薬の有効性は明らかにされていない．がん患者の呼吸困難を対象としたレビューでも，ベンゾジアゼピン系抗不安薬の単独使用による効果は示せていないが[3]，モルヒネと併用した場合は有効であるとする報告がある[4]．

心不全患者で肺うっ血や低酸素血症を伴わないのに呼吸困難を訴える場合，精神的不安が関与している可能性を考慮し，抗不安薬の使用を試みるのも一法と考える．しかし，効果が乏しい場合は漫然と使用せず，モルヒネ開始を考慮するべきである．また，ベンゾジアゼピン系抗不安薬はせん妄を誘発しやすいため，使用する際には意識レベルの変化に注意を払い，疑わしい場合には中止する必要がある．

モルヒネ

モルヒネは不安の軽減のみだけでなく，μ受容体を介した呼吸数の低下や，中枢神経系で呼吸困難の知覚を低下させる作用もあり，がん患者の呼吸困難に対してはその有効性が確立されている．心不全の呼吸困難に対するモルヒネ使用のエビデンスは少ないが，2016年に改訂された欧州心臓病学会（European Society of Cardiology；ESC）の心不全ガイドラインに，心不全における呼吸困難に対するモルヒネの有効性が初めて記載された[5]．経口摂取が可能な場合は内服投与から開始し，状態に応じて経静脈での持続投与へ移行する．

呼吸法への介入

呼吸理学療法

呼吸リハビリテーションの対象は，慢性呼吸器疾患患者(特に慢性閉塞性肺疾患)であり，循環器疾患患者への適応はないとされている[6]．しかし，呼吸リハビリテーションプログラムの一環である呼吸理学療法は，慢性心不全の呼吸困難に対しても応用が可能であると考えられる．実際，呼吸困難患者(心疾患・呼吸器疾患含む)に対し，呼吸法のトレーニング(口すぼめ呼吸など)や体位の工夫を行った場合，有意に呼吸困難尺度が低くなったという報告もある[7]．

鎮静による呼吸困難の緩和

心不全終末期の呼吸困難に対し，あらゆる対処を行うも改善がみられない場合は，苦痛緩和目的で経静脈的に鎮静薬の持続投与を検討する．意図的に意識レベルを低下させることとなるため，患者・家族へ十分説明し希望を確認した上で開始する必要がある．

デクスメデトミジン(プレセデックス®)

呼びかけに反応する程度の浅い鎮静となるため，家族との限られた時間を過ごす際に有用である．呼吸抑制作用が少ないため，頻呼吸がみられる場合はモルヒネ持続点滴との併用が有効である．

ミダゾラム(ドルミカム®)

心不全終末期の呼吸困難・頻呼吸の状態は本人・家族ともに耐え難く，苦痛緩和を目的とした深い鎮静の際に使用する．使用開始直後または増量直後は頻回にバイタルサインを確認し，過度の呼吸抑制に注意する必要がある．

●

ここまでで述べた，心不全に伴う呼吸困難への対処法を表1-5にまとめる．このように，呼吸困難は状況に応じて対処するべきものである．

低酸素血症を伴う呼吸困難の場合，基本的には心不全治療を強化し肺うっ血が改善することで呼吸困難も軽快する．しかし慢性心不全の終末期は，強心薬や利尿薬に対する反応が乏しくなるため，薬剤による心不全治療だけでは呼吸困難を改善させることができなくなる．なお，機械的な除水〔持続的血液濾過透析(CHDF)〕や，呼吸の機械的補助(非侵襲的陽圧換気や挿管による人工呼吸器管理)で一時的に呼吸状態の改善を認めるが，病状や予後を考慮すると適応とならないことも多いため，今回は機械的補助に関する説明は割愛した．呼吸困難が増悪している時は，本人・家族ともに冷静な自己決定ができないことも少なくないため，機械的補助の適否やモルヒネ使用のタイミングなどを含め，早い段階で終末期の治療方針を本人・家族と決定しておくことが大切である．

(渡慶次 竜生，菅野 康夫)

表1-5 心不全に伴う呼吸困難への対処法

精神的不安にて引き起こされる呼吸困難への対処
- 環境整備：ベッド・ナースコールボタンの位置調整，顔への送風などの空調調整
- リラクゼーション法：病状が比較的安定している時期に導入する
- 抗不安薬：効果が乏しければ漫然と使用しない
- モルヒネ：呼吸数低下・呼吸困難の知覚低下作用もあり

呼吸法への介入
- 呼吸理学療法：呼吸法トレーニング（口すぼめ呼吸など），体位の工夫

鎮静による呼吸困難の緩和
- デクスメデトミジン：浅い鎮静
  0.2〜0.7μg/kg/時で持続点滴投与
- ミダゾラム：深い鎮静
  0.2mg/時の持続点滴で導入　0.2〜5mg/時で維持
  必要に応じて2.5mgを追加投与

引用文献

1) Galbraith S, et al：Does the use of a handheld fan improve chronic dyspnea? A randomized, controlled, crossover trial. J Pain Symptom Manage, 39：831-838, 2010.
2) Yu DS, et al：Effects of relaxation therapy on psychologic distress and symptom status in older Chinese patients with heart failure. J Psychosom Res, 65：427-437, 2007.
3) Simon ST, et al：Benzodiazepines for the relief of breathlessness in advanced malignant and non-malignant diseases in adults. Cochrane Database Syst Rev, CD007354, 2016.
4) Gomutbutra P, et al：Management of moderate-to-severe dyspnea in hospitalized patients receiving palliative care. J Pain Symptom Manage, 45：885-891, 2013.
5) Ponikowski P, et al：2016 ESC Guidelines for the diagnosis and treatment of acute and chronic heart failure：The Task Force for the diagnosis and treatment of acute and chronic heart failure of the European Society of Cardiology (ESC) Developed with the special contribution of the Heart Failure Association (HFA) of the ESC. Eur Heart J, 37：2129-2200, 2016.
6) Nici L, et al：American Thoracic Society/European Respiratory Society statement on pulmonary rehabilitation. Am J Respir Crit Care Med, 173：1390-1413, 2006.
7) JK Hochstetter, et al：An investigation into the immediate impact of breathlessness management on the breathless patient：randomised controlled trial. Physiotherapy, 91：178-185, 2005.

② 食欲不振・消化器症状

> **循環器疾患患者が訴える食欲不振・消化器症状の例**
>
> - 呼吸困難感や倦怠感などといった心不全症状からくる食欲不振．
> - 病状や予後に対する不安や抑うつからくる食欲不振．
> - 腸管浮腫や虚血などによる消化管機能（消化，吸収，免疫機能）の低下．

食欲不振とその対応

　心不全とは，心臓がポンプとしての役割を十分に果たせず，全身の臓器に必要量の血液を送れなくなっている状態をいう．これにより，全身のあらゆる部分に障害が生じ，もろもろの症状が現れることになる．

　心不全症状には，心臓から全身に十分な血液を送り出せないことによって生じる症状と，全身から心臓に戻ってくる血液が停滞することによって生じる症状とがある．特に，右心不全の状態は後者であり，血液の停滞によって体のあらゆる部分に水分がたまり，むくみが生じる．肝臓や消化管のむくみ，胸水・腹水などが食欲不振や吐き気の原因となり，食事が食べられない状態となって栄養不良に陥ってしまう患者も少なくない．さらに，呼吸困難感や倦怠感，病状や予後に対する不安や抑うつといった症状も食欲不振の原因となるであろう．

　食欲不振症状を認める患者へのアプローチでは，本章の「5 管理栄養士の役割（→p.29）」でも一部述べたが，まずは経口摂取を可能な限り保持・増進させるための工夫を行う必要がある．患者の症状や嗜好を把握し，食事内容・食事形態の調整や栄養補助食品の使用などについて検討する．心不全終末期の状態であれば，患者の苦痛になるような経管栄養や静脈栄養を無理に使用する必要はないであろう．あくまで「食べる楽しみ」といったQOLの保持に努める介入が重要となる．一方で，積極的な栄養管理が重要な時期と判断される場合には，経口摂取が不十分な状態であれば，病状の改善が見込まれるまでの一時的な期間でも，経管栄養や静脈栄養の使用を検討する必要があると考える．その場合には，病態に応じた経管栄養剤や輸液内容を検討し，その患者の必要栄養量に見合った投与量や投与速度などを考えなければならない．

消化器症状とその対応

　心不全患者の腸管機能には注意が必要である．心拍出量の低下により，脳や他の重要臓器の血流量を保つために，腸管への血流量は一時的に減少してしまう．血流量が減少すると，消化，吸収，免疫機能といった腸管の機能も低下してしまう．

　そこで，消化・吸収過程（摂取から排泄まで）における次の5つの段階において，栄養障害の原因となる何らかのトラブルが生じていないかを確認することが，心不全患者においては特に重要であると考える．

1：摂取
　嗜好や抑うつ症状，嚥下障害，味覚異常など
2：消化
　消化管機能の障害（腸管のうっ血・浮腫・虚血など）
3：吸収
　絨毛の萎縮や腸内細菌叢の変化（バクテリアル・トランスロケーションなど）
4：同化
　強い炎症やストレス，インスリン抵抗性，末梢循環不全など
5：排泄
　消化管狭窄や腸管蠕動運動の低下など

　これら5つの段階に何らかのトラブルが生じていれば，栄養障害を伴うリスクも高いことが容易に推察される．したがって，食事内容や栄養補助食品の調整，経管栄養や静脈栄養の検討，薬剤調整など，最適な栄養療法についてただちに検討する必要がある．

心臓移植待機（VAD装着）患者の栄養管理

　心臓移植待機患者は，VAD装着前の意志決定支援やVAD装着後の創部（ドライブライン）の疼痛，抑うつといった精神症状の出現などに対して，緩和ケアの介入が必要となる患者も少なくない．

　VAD装着術前の栄養状態は，術後の回復に大きく影響を及ぼすため十分に留意する必要がある．患者の栄養指標〔血清総タンパク，血清アルブミン，コリンエステラーゼ，総コレステロール・中性脂肪，rapid turnover protein（RTP），末梢血総リンパ球数，窒素バランスなど〕を経時的に評価し，低栄養状態に陥ることのないよう，食事内容や投与栄養量などの調整を行う必要がある．

　例えば，栄養状態が低下傾向で，経口摂取のみでは必要栄養量を充足させることが困難な患者がいた場合，一時的に経管栄養の併用を勧めるケースがある．経管栄養剤には半消化態栄養剤，消化態栄養剤，成分栄養剤があるが（表1-6），このような患者は，下痢や嘔吐といった消化

表1-6 栄養剤の種類

栄養剤	半消化態栄養剤	消化態栄養剤	成分栄養剤
窒素源	タンパク質 ポリペプチド	ジペプチド トリペプチド	結晶アミノ酸
糖質	デキストリンなど	デキストリン	デキストリン
脂質	含む	含む	ほとんど含まない
消化	多少必要	ほとんど不要	不要
吸収	必要	必要	必要
残渣	少ない	極めて少ない	ほとんどない
特徴	・窒素源がタンパク質（多くはカゼイン）からなる ・主に消化器の安静を必要としない状態に使用する	・基本的に成分栄養剤とほぼ同等である ・窒素源がアミノ酸やタンパク水解物または小ペプチドからなる	・すべての成分が化学的に明らかなものから構成されている ・窒素源が結晶アミノ酸のみで構成されていることが大きな特徴 ・すべての成分が上部消化管で吸収され，残渣はないとされている

（文献1-4より著者作成）

器症状を併発しているケースも少なくないため，使用する経管栄養剤として消化の負担が少なく吸収も容易である消化態栄養剤を選択することで，比較的短期間の栄養補助でも栄養状態の改善へつなげることができた例なども経験する．

一方，術後には経口摂取が不十分な場合も多く，経管栄養やそれが困難な場合には中心静脈栄養を検討する．管理栄養士の立場としては，循環動態が安定していればできる限り早期から腸管を使用してもらえるようアプローチを行う．また，VAD装着後はドライブラインなどからの感染リスクが高いため，移植待機期間の長い患者は低栄養やサルコペニアに陥るリスクも高いといえる．したがって，経時的な栄養評価を行いながらの栄養管理が術前同様に重要となる．しかし，炎症や感染症下では血清アルブミンやプレアルブミン（トランスサイレチン）などは栄養状態を正確に反映しない可能性があるため，体重変化や消化管機能，重症度などを総合的に評価した上で，適切な栄養管理を行っていくことが重要と考える．

栄養サポートチームとの連携

心不全の緩和ケアでは，その病態や病期によって，適切な栄養状態の評価と栄養管理が重要となる時期がある．心不全増悪期は特に，栄養状態の低下が終末期への進行を早める原因となりかねない．よって，細やかな食事内容の調整，栄養補助食品の使用，場合によっては経管栄養や静脈栄養の検討が必要不可欠となる．このような時期には，栄養サポートチーム（nutrition support team；NST）との連携を積極的に行い，最適な栄養療法の実施に努めることが重要となる．

（佐藤 友紀）

引用文献

1) 田中芳明ほか：病態別栄養剤の使い分け(1). 臨床栄養, 104：593-598, 2004.
2) 日本静脈経腸栄養学会編：静脈経腸栄養ハンドブック. 南江堂, 2011.
3) 日本静脈経腸栄養学会編：コメディカルのための静脈・経腸栄養ガイドライン. 南江堂, 2000.
4) PEGペグドクターズネットワーク：経腸栄養剤の分類. Available at：〈http://www.peg.or.jp/lecture/enteral_nutrition/02.html〉

参考文献

・仙頭佳起ほか：心不全の栄養管理～より厳密な栄養管理で心不全の治療にも差をつけよう！～. 急性・重症患者ケア, 2：392-398, 2013
・佐藤友紀：心不全の栄養管理：NST栄養士としてのかかわり. LISA, 22：298-299, 2015.

3 倦怠感

> **循環器疾患患者が訴える倦怠感の例**
> - 安静にしているにもかかわらず，身の置き所のないだるさを感じる．
> - 体が重く感じて何もやる気が起きず，食欲も落ちている．
> - 起きているのも億劫に感じるため，一日中臥床している．
> - トイレ動作程度のわずかな労作で強い疲労感・倦怠感を感じる．

心不全と倦怠感

　重症心不全で多く見られる症状の中で，倦怠感は最も改善困難な症状の一つであるといわれており，「持続する疲労感とそれによって日常生活に障害が生じている状態」と定義される．倦怠感の増悪は予後不良因子である可能性が指摘されている[1]．強い倦怠感は心不全患者の約半数に認めると報告されているが[2]，曖昧な症状であるために過小評価されがちである．倦怠感のベースとしては，低心拍出量，うっ血，貧血，抑うつ，睡眠時無呼吸症候群 (sleep apnea syndrome；SAS)，廃用症候群などが挙げられるが[3]，複数の要素が絡み合っていることが多く，多面的な介入が必要である．

可逆的因子の探索

　まず，最新のガイドラインに沿った可能な限りの心不全治療 (guideline-directed medical therapy；GDMT) が行われているかどうかを確認することが大前提である．倦怠感への介入の鍵は可逆性因子の探索である (表1-7)．特に多く遭遇するのは，ループ系利尿薬による低カリウム血症や貧血，過量の利尿薬使用や抑うつであるが，睡眠状況にも注意が必要であり，睡眠時無呼吸症候群の有無をチェックすべきである．特に日中の倦怠感はSASの影響であることがあり，忍容性があれば鼻マスクを用いた持続気道陽圧療法 (continuous positive airway pressure；CPAP) の良い適応である[4]．

表1-7 倦怠感に対して検討すべき可逆性因子

因子	検討事項
薬剤関連	
利尿薬	過量は低心拍出量や腎障害を助長する
β遮断薬	過量は倦怠感を助長する
その他の降圧薬・血管拡張薬	低血圧に伴う症状の時は減量を検討する
貧血	
出血を助長する薬剤の使用	使用が必須かどうかを検討する
介入可能な貧血素因	鉄欠乏，ビタミンB_{12}・葉酸欠乏，消化管潰瘍など
悪性貧血や悪性腫瘍の合併	─
精神的問題	
抑うつ	─
不安	─
電解質異常	
低カリウム血症	ループ系利尿薬の影響
低ナトリウム血症	─
その他	
睡眠時無呼吸症候群	CPAPの使用を検討する
甲状腺機能低下症	─
廃用症候群	心臓リハビリテーションを検討する

治療・介入

　経験上，オピオイドの使用で倦怠感が改善することは多くはなく，逆に併存する呼吸困難の改善によって陰に隠れていた倦怠感が目立ってくるという場合もあり，注意が必要である．GDMTを行っても治療抵抗性の心不全患者に対する症状緩和目的の強心薬投与は，「ACCF/AHA心不全ガイドライン2013」[5]においてはclass II b（エビデンスレベルB）の位置付けであるが，実臨床において強心薬以外に倦怠感を改善し得る薬物治療が乏しいのが現状である．

　がんの終末期に使用されるステロイドは，体液貯留による心不全増悪をきたす可能性があることから，心不全緩和ケアでの安易な使用は避けたほうが良いかもしれない．また，がん領域では倦怠感に対してしばしば漢方薬が使われるが，重症心不全患者に対してGDMTに加えて木防已湯を投与した12例の後ろ向き検討では，有意な脳性ナトリウム利尿ペプチド（BNP）低下と倦怠感を含めた自覚症状の改善が見られたと報告されている[6]．

　非薬物療法としては，栄養サポート[7]や心臓リハビリテーション[8]が倦怠感を軽減する可能性があり，また近年では神経筋電気刺激療法（neuromuscular electrical stimulation）が有効という報告もある[9]．その他，カフェインの摂取[10]やサンザシエキス[11]が運動耐容能や倦怠感を含めた心不全症状の改善に有効だとする意見もある．

　また，抑うつを合併すると倦怠感がより多く見られるようになる[12]ため，評価・介入が必要である．詳細は別項に譲るが（→p.64），心不全に抑うつを合併した患者に対する選択的セ

ロトニン再取り込み阻害薬（selective serotonin reuptake inhibitor；SSRI）の有効性を検証したSADHART-CHF試験[13]・MOOD-HF試験[14]は，どちらもうつ症状の改善効果を示すことができなかった．一方，中枢神経刺激薬であるメチルフェニデート（リタリン®，コンサータ®）が終末期の倦怠感に有効という意見もあるが[15]，わが国では法規制の問題などもあり，現時点では使用のハードルは高い．

　数日から2～3週間以内に死亡が生じると予測される心不全終末期において，上記の介入でも"身の置き所のない耐えがたい倦怠感"がコントロールできない場合は，「苦痛緩和のための鎮静に関するガイドライン」（日本緩和医療学会編）を遵守し，ミダゾラム（ドルミカム®）などによる緩和的鎮静を行うことを検討し得る．鎮静薬は適切に使用する限り終末期患者の生命予後を短縮することはないといわれている[16]が，離脱を検討し得るオピオイドとは異なり，基本的に緩和的鎮静の中止は考え難く，その先のコミュニケーションも不能になることから，チームは慎重に判断をすべきである．

（柴田 龍宏）

引用文献

1) Tsai MF, et al：Predicting Trends in Dyspnea and Fatigue in Heart Failure Patients' Outcomes. Acta Cardiol Sin, 29：488-495, 2013.
2) Evangelista LS, et al：Correlates of fatigue in patients with heart failure. Prog Cardiovasc Nurs, 23：12-17, 2008.
3) Lewis EF：End of life care in advanced heart failure. Curr Treat Options Cardiovasc Med, 13：79-89, 2011.
4) Mansfield DR, et al：Controlled trial of continuous positive airway pressure in obstructive sleep apnea and heart failure. Am J Respir Crit Care Med, 169：361-366, 2004.
5) Yancy CW, et al：2013 ACCF/AHA guideline for the management of heart failure：a report of the American College of Cardiology Foundation/American Heart Association Task Force on Practice Guidelines. J Am Coll Cardiol, 62：e147-e239, 2013.
6) 江崎裕敬ほか：臨床報告　重症難治性心不全患者における木防已湯の有用性. 日本東洋医学雑誌, 67：169-177, 2016.
7) Colín Ramírez E, et al：Effects of a nutritional intervention on body composition, clinical status, and quality of life in patients with heart failure. Nutrition, 20：890-895, 2004.
8) Pozehl B, et al：The effects of exercise training on fatigue and dyspnea in heart failure. Eur J Cardiovasc Nurs, 7：127-132, 2008.
9) Maddocks M, et al：Neuromuscular electrical stimulation for muscle weakness in adults with advanced disease. Cochrane Database Syst Rev, 1：CD009419, 2013.
10) Notarius CF, et al：Caffeine prolongs exercise duration in heart failure. J Card Fail, 12：220-226, 2006.
11) Pittler MH, et al：Hawthorn extract for treating chronic heart failure. Cochrane Database Syst Rev, 1：CD005312, 2008.
12) Sullivan MD, et al：Depression and health status in elderly patients with heart failure：a 6-month prospective study in primary care. Am J Geriatr Cardiol, 13：252-260, 2005.
13) O'Connor CM, et al：Safety and efficacy of sertraline for depression in patients with heart failure：results of the SADHART-CHF (Sertraline Against Depression and Heart Disease in Chronic Heart Failure) trial. J Am Coll Cardiol, 56：692-699, 2010.
14) Angermann CE, et al：Effect of Escitalopram on All-Cause Mortality and Hospitalization in Patients With Heart Failure and Depression：The MOOD-HF Randomized Clinical Trial. JAMA, 315：2683-2693, 2016.
15) Harris JD：Fatigue in chronically ill patients. Curr Opin Support Palliat Care, 2：180-186, 2008.
16) Maeda I, et al：Effect of continuous deep sedation on survival in patients with advanced cancer (J-Proval)：a propensity score-weighted analysis of a prospective cohort study. Lancet Oncol, 17：115-122, 2016.

③ 心不全で出現する諸問題への対応

4 疼痛

循環器疾患患者が訴える疼痛の例

- 長期にわたる下腿浮腫による皮膚炎や潰瘍．
- 難治性の狭心症状．
- 肥大型心筋症による胸痛．
- 閉塞性動脈硬化症による下肢痛．
- 感染性心内膜炎に伴う椎体炎に起因する腰痛．
- デバイス感染に伴う創部痛．
- ADL低下による筋肉拘縮痛や関節痛．

　呼吸困難や浮腫といった症状に比べ，疼痛は心不全患者にとって見過ごされやすい症状である．しかし，過去の研究では進行期心不全患者の41〜77％に疼痛が出現し，進行がんの70〜80％と大きく変わらない[1-3]．末期心不全患者の疼痛は重度かつ長期間にわたることが知られており，また容易に原因が特定できずに難治性となる場合が多い[4]．疼痛は末期心不全患者のQOLを著しく低下させるため，適切な評価を行い，可及的早期に介入に行うことが必要である．

疼痛の評価

　心不全患者の疼痛には，心臓性のものと非心臓性のものとがある．心臓性には狭心症，心膜炎が，非心臓性には浮腫，末梢循環不全によるもののほか，腸管虚血，筋骨格系の疼痛や末梢神経性の疼痛が多い．まず臨床所見から，疼痛の原因となる病態的背景が何であるかを把握する必要がある．

　疼痛は患者自身の自覚的症状であるため，問診が最も重要である．原因もさることながら，疼痛の出現様式，程度，患者の表現方法なども多岐にわたっており，疼痛の評価は包括的なアセスメントが必要である．包括的評価の要素には，「疼痛のパターン」，「強さ」，「部位と経過」，「性状」，「増悪因子と軽快因子」，「治療の反応」，「QOLへの影響」などがある[5]．疼痛の性状は内臓痛，体性痛，神経障害性疼痛に分けられるが（表1-8），厳密に区別はできず，これらの組み合わせで症状が出現する場合も多い．原因同定の参考になるとともに，鎮痛薬を選択する際の参考になるため，特に注意して問診する．

表1-8 疼痛の性状

種類	性状	特徴
内臓痛	部位が不明瞭で鈍い痛み．体位で変化しない．	オピオイドが有効なことが多い．
体性痛	場所を特定できる鋭い痛み．持続的．体位変化で痛みが強くなる．	体動時などの突出痛に対するレスキューの使用を要する．
神経障害性疼痛	しびれるような，焼けるような，針で刺すような痛み．	難治性．鎮痛補助薬が必要となることが多い．

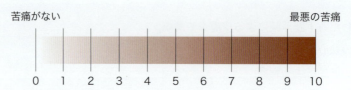

図1-14 Numeric Rating Scale (NRS)
苦痛を0～10の11段階に分けて評価する．
疼痛の評価法として使用されているが，呼吸困難にも応用可能である．

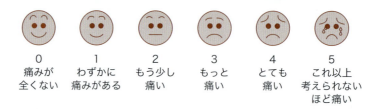

図1-15 Face Scale
現在の痛みに最も合う顔の表情を選んでもらうことで，疼痛を評価する．

　多元的な疼痛の評価法として，Brief Pain Inventory (BPI) や McGill Pain Questionnaire (MPQ) などのツールががん患者や慢性疼痛患者を対象に開発されており[6,7]，心不全患者でも有用な可能性がある．実臨床では，症状の強さを継続的にみていくための評価スケールとして，0～10までの11段階で痛みのレベルを示すNumerical Rating Scale (NRS) や言葉や数字ではなく人間の顔の表情で示すFace Scaleなどが用いられる（図1-14，図1-15）．これらの尺度は簡便であり，鎮痛薬の効果の判定ツールとしても使用可能である．

疼痛の薬物治療

　狭心症状や組織の炎症（蜂窩織炎など）による場合などは，原因の治療が可能な場合がある．末期心不全の疼痛では，原因に対する治療が困難な場合が多く，鎮痛薬による対症療法が中心となる．鎮痛薬の使用は，基本的にはWHO方式がん疼痛治療法に従う．つまり，「鎮痛治療法の5原則」（表1-9）および鎮痛薬の段階的使用を示した「三段階除痛ラダー」（図1-16）に沿っ

表1-9 WHO方式がん性鎮痛治療法の5原則

① 経口投与を基本に（by mouth）
② 時間を決めて定期的に（by the clock）
③ WHOラダーに沿って効力の順に（by the ladder）
④ 患者に見合った個別的な量で（for the individual）
⑤ 患者に見合った細かい配慮を持って（with attention to detail）

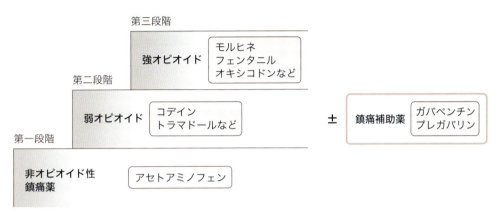

図1-16 三段階除痛ラダー
鎮痛補助薬は，すべての段階で使用を検討する．

て使用する．疼痛は常に起こるとは限らず，間欠的に出現することも多い．そのような場合，疼痛が出現した時に鎮痛薬を投与する．頓用での使用を指示しがちだが，解決していない慢性的な疼痛がある場合は，8時間ごと，12時間ごとといった一定の間隔で鎮痛薬を投与する定期投与を基本とし，その他の突出痛に関してはレスキュー使用を指示するようにする．また，疼痛をしっかりとコントロールすることに主眼を置き，効果が足りないと判断した場合は鎮痛薬の増量を厭わない姿勢を持つ．

　末期心不全患者に対する鎮痛薬を選択するにあたり，いくつかの注意点がある．がんではWHO除痛ラダーで第一段階の疼痛に対する非オピオイド性鎮痛薬ではNSAIDsが繁用されるが，心不全においては原則禁忌となる薬剤である[8]．NSAIDsは腎ヘンレループにおけるナトリウムの再吸収を促し体液貯留を促進する薬剤で，NSAIDsの投与が心不全の発症および増悪による入院を増加させることが複数の研究で示されている[9, 10]．心不全患者では，ラダー第一段階の非オピオイド性鎮痛薬として，通常アセトアミノフェンが選択される．アセトアミノフェンの抗炎症作用は弱いが，2,400〜4,000 mg／日程度を4〜6時間以上の投与間隔で使用することで，アスピリンと同等の鎮痛効果が得られる[11]．消化管，腎機能，血小板機能に対する影響は少なく，心不全患者でも比較的安全に使用可能である．また，三環系抗うつ薬（アミトリプチリンなど）は低血圧，心不全増悪および不整脈惹起に関連するため，鎮痛補助薬としての使用を避ける．神経障害性疼痛で適応となる鎮痛補助薬としては，ガバペンチン（ガバペン®）やプレガバリン（リリカ®）が選択される．

心不全の疼痛に対して，第二段階の弱オピオイド（トラマドール，コデインなど）に不応で，強オピオイド（モルヒネ，フェンタニルなど）の投与が必要となるケースもある．その際には，あらかじめオピオイドの副作用対策に注力するべきである．オピオイドによる副作用としては，嘔気，便秘，眠気，精神症状，呼吸抑制などが挙げられるが，予防的に制吐薬（プロクロルペラジンなど），緩下薬（酸化マグネシウムなど）を投与するようにする．嘔気は通常，2週間以内に消失するため，制吐薬は2週間で中止する．

疼痛の非薬物治療

疼痛は患者自身の不快な感覚的表現であり，心と身体の両面における現象である．したがって，痛みの強さは身体的因子以外に，精神的要素が影響を与える．例えば，怒り，不安，うつ状態，不眠などは痛みの感じ方を増強し，受容，不安減退，創造的活動，睡眠などは痛みの感じ方を軽減することが知られている[12]．末期患者の疼痛は不安などのネガティブな感情のために増強している可能性があり，薬物治療とともに痛みを和らげるケアを並行して行うことが望まれる．例えば，リラクゼーションや気晴らしなどのセルフケア技術を教育すること，マッサージをすること，コミュニケーションをとり悩みを抱え込まないようにすることなどは，疼痛閾値を下げる非薬物的介入として有効である．また，軽い運動やリハビリテーションは拘縮を予防し関節可動域制限を改善させ，疼痛緩和につながる．

（菅野 康夫）

引用文献

1) Harris DG：Management of pain in advanced disease. Br Med Bull, 110：117-128, 2014.
2) Solano JP, et al：A comparison of symptom prevalence in far advanced cancer, AIDS, heart disease, chronic obstructive pulmonary disease and renal disease. J Pain Symptom Manage, 31：58-69, 2006.
3) Caraceni A, et al：Use of opioid analgesics in the treatment of cancer pain：evidence-based recommendations from the EAPC. Lancet Oncol, 13：e58-68, 2012.
4) Johnson M, et al：Management of pain. In：Heart Failure：From Advanced Disease to Bereavement, p 114, Oxford University Press, 2012.
5) Wingate S, et al：Pain in heart failure patients. In：Beattie J, et al, eds, Supportive Care in Heart Failure, p 231, Oxford University Press, 2008.
6) Keller S, et al：Validity of the brief pain inventory for use in documenting the outcomes of patients with noncancer pain. Clin J Pain, 20：309-318, 2004.
7) Melzack, R：The McGill Pain Questionnaire：major properties and scoring methods. Pain, 1：277-299, 1975.
8) Yancy CW, et al：2013 ACCF/AHA guideline for the management of heart failure：executive summary：a report of the American College of Cardiology Foundation/American Heart Association Task Force on practice guidelines. Circulation, 128：1810-1852, 2003.
9) Herchuelz A, et al：Interaction between nonsteroidal anti-inflammatory drugs and loop diuretics：modulation by sodium balance. J Pharmacol Exp Ther, 248：1175-1181, 1989.
10) Gottlieb SS, et al：Renal response to indomethacin in congestive heart failure secondary to ischemic or idiopathic dilated cardiomyopathy. Am J Cardiol, 70：890-893, 1992.
11) 日本緩和医療学会：がん疼痛の薬物療法に関するガイドライン．Available from：〈https://www.jspm.ne.jp/guidelines/pain/2014/index.php〉
12) Twycross R, et al：Symptom management in advanced cancer. 4th edition, Palliativedrugs, 2009.

③ 心不全で出現する諸問題への対応

5 不安

循環器疾患患者が訴える不安の例

- 閉鎖空間に不安を感じ，CTやMRIに入ることができない．
- 植込型LVAD患者が退院後，LVADが人目に触れることに不安を感じ，自宅から外出することが困難になった．
- 動悸，呼吸苦，胸痛などの心不全症状が急激に増悪し救急搬送されるが，病院到着時には症状が改善しており，各種検査でも異常所見を認めない．
- 心疾患の再発・増悪を極端に恐れ，軽快後も退院できずに入院が長期化する．
- いつ致死性不整脈が発現するか分からず，常に不安を感じている．
- 大動脈解離を発症したが，内科的治療で経過観察となり，再解離への不安を抱えている．
- 自動車運転中に激しい胸痛を経験し，退院後も自動車の運転をできる限り回避している．

不安の定義

「精神障害の診断と統計マニュアル第5版」(DSM-5)では，不安を「将来の脅威に対する予期である」と定義している．不安はストレスによる一過性の不安，人の発達段階に応じて感じる不安，薬理作用に伴う不安など，その分類は多岐に渡る．循環器疾患患者はその疾患特性から生じるストレスをはじめ多くの不安を抱いており，その一例がICDの植込みに伴うものである．ICDは致死性不整脈の治療として広く用いられているが，ICDの植込みまたは作動に関する不安を感じることも多く，ICD患者の半数以上が何らかの不安を感じているという報告もある[1]．上記の通り，不安の概念は幅広く用いられているが，本項ではDSM-5における不安症群/不安障害群の分類(表1-10)に基づき，循環器疾患との併存が散見される疾患を抜粋して解説する．

精神科，心療内科などの専門診療科へコンサルテーションすべき特徴

不安は誰しもが感じる感情である．そのため，病的な不安か健常な不安かを見極める必要がある．病的な不安の判断基準となる特徴をいくつか例示する．

> 1. きっかけや引き金がなく，突然強い不安が生じる．
> 2. 現実的な危険性と明らかに見合わない不安を感じ，回避しようとする言動を認める．
> 3. 不安によって診療や日常生活に支障をきたし，時に生活全般を他者に依存している．
> 4. 強い不安感に動悸，脈拍の増加，発汗，震え，息苦しさ，胸腹部の不快感などの身体症状を伴う．
> 5. 他の不安症，うつ病，物質使用障害など，他の精神疾患との鑑別が難しい．

1～4のうち，どれか1つでも6ヵ月以上続いている場合，もしくは5の場合には，専門診療科へコンサルテーションすることが望ましい．

不安の評価

不安の評価としてまず身体科で行うべき対応は，主に次の3つである．

器質的・物質的要因の鑑別と除外

不安を呈する器質的要因の代表例が脳の損傷である．症状としては全般性不安障害（特に理由なく，常に強い不安を感じる）やパニック障害（表1-8）と類似しているが，その原因として脳梗塞や脳の変性疾患などによるダメージが強く疑われる場合，器質性の不安障害と考えられる．また，薬物療法の副作用として不安増悪を呈することがあり，これは物質的要因と呼ばれる．器質的・物質的要因に伴う不安を軽減するためには，原疾患や原因薬物が特定されている場合は治療や処方の内容を再検討し，特定されていない場合には原因の探索を行うことが望ましい．

患者本人や家族からの情報収集

表1-11に示す項目は，精神疾患の診断に必要な情報の具体例であるが，循環器疾患の臨床場面において，これらすべてを漏れなく正確に聴取する必要はない．むしろ，通常の臨床場面

表1-10 不安症群/不安障害群の種類（抜粋）

- 限局性恐怖症（specific phobia）
  特定の状況や対象の存在する場面に限定して不安を感じる．
- 社交不安症/社交不安障害（社交恐怖）〔social anxiety disorder（social phobia）〕
  他者の注目を集める場面で不安を感じ，自分が否定的な評価を受けることを恐れる．
- パニック症/パニック障害（panic disorder）
  予期せず突然，激しい恐怖または強烈な不快感，動悸，発汗，息苦しさなどのパニック発作を繰り返す．
- 広場恐怖症（agoraphobia）
  主に公共の場において「何か恐ろしいことが起きるかもしれない」という思考が生じ，恐怖や不安を感じる．
- 他の医学的疾患による不安症/他の医学的疾患による不安障害（anxiety disorder due to another medical condition）
  他の医学的疾患によって生じる不安．ただし，循環器疾患患者にはこの診断をすべきではない．

における患者や家族との関わりの中で得られた情報を**表**1-11の項目と照らし合わせながら整理し，現在の不安がどの程度生活や診療に影響を及ぼしているかの概要をとらえることが肝要である．もし，専門診療科へのコンサルテーションが必要な場合には，既に得られた情報を整理・共有することが患者・医療者双方の負担軽減につながる．

心理検査（質問紙法）

　循環器疾患患者が不安を訴えている場合，その程度や重症度を評価する上で心理検査は非常に有用である．特に質問紙法は，実施に関して特別な技術を必要としないため，多くの臨床場面で活用されている．しかし，質問紙法は，質問項目が精神的不調に関する直接的な表現で記載されていることが多く，質問紙へ回答することで精神的不調が増悪する恐れがあり，実施時には患者の精神的侵襲度に十分留意すべきである．また，患者へ心理検査を実施した後には，その結果を必ず患者本人へ伝えなければならない．これは倫理的側面としての重要性に加え，検査結果を通じて患者本人が自身の精神的不調を客観的に知ることで，不安の軽減や治療への動機付けにつながるという治療的側面もある．

　これらの留意点を踏まえた上で，循環器疾患患者の不安症状の評価として広く使用されている代表的な検査を紹介する（**表**1-12）．各質問紙法にはカットオフ値と呼ばれる基準値が設定されているものがあり，不安症状が強く，カットオフ値を大きく超える場合には，その検査結果を添えて専門診療科へコンサルテーションすることが望ましい．

表1-11　精神疾患の診断に必要な情報（具体例）

- 成育歴（生活環境や交友関係など）
- 学歴（最終学歴や学業成績など）
- 職歴（職種，業務内容，職場環境，勤務年数など）
- 家族関係（親族の精神疾患既往歴を含む）
- 既往歴（身体疾患を含む）
- 嗜好の有無（喫煙や飲酒など）
- 現病歴（発症時期，きっかけ，症状の発現頻度や回数，自己対処法）
- その他の特徴（身だしなみ，言葉遣い，動作，第一印象，付添人との関係性）

表1-12　質問紙法

- HADS (Hospital Anxiety and Depression Scale)
  身体疾患を有する患者のうつと不安の評価に優れている．カットオフ値は8点以上．
- STAI (State-Trait Anxiety Inventory)
  不安に特化した質問紙で，検査時の不安と日頃感じている不安をそれぞれ測定できる．5段階評価でLevel Ⅲ以上であればコンサルテーションを検討．
- POMS (Profile of Mood States)
  現在の状況下での一時的な気分・感情を測定する．各項目に注意水準が設定されており，これを超える場合にはコンサルテーションを検討．
- CMI (Cornell Medical Index)
  不安感に伴うさまざまな身体症状をとらえるのに有効である．他の質問紙法と組み合わせて実施することで，不安症状を多角的にとらえることができる．

治療・介入

強い不安を軽減するためには，①不安の原因となっている物事を解決・軽減する，②必要に応じて薬物療法を取り入れる，③行動や思考のパターンを変化させることが重要である．「健常な不安」であれば，傾聴や自己肯定感の向上によって改善がみられることが多いが，「病的な不安」の場合には専門家による高強度の治療・介入が必要となる．本項では，循環器疾患臨床に従事する医療者が最低限知っておくべき治療・介入の選択肢を解説する．

不安感と身体症状の軽減：薬物療法

強い不安感や不安に伴う身体症状を一時的に軽減し，日常生活や疾患の治療を進めていくためには，薬物療法は有効である．しかし，薬物療法のみでは不安の原因まで治療・解決することは難しいため，他の治療法と併用されることが望ましい．詳細については次章の「26 抗不安薬(→p.218)」を参照いただきたい．

認知と行動の変容：精神療法/心理療法

冒頭で，「不安は『将来の脅威に対する予期である』と定義されている」と紹介した．この「将来の脅威」を回避し，「予期」の認知を変容することができれば，不安は軽減・解消される．この考え方が認知行動療法(cognitive behavior therapy；CBT)と呼ばれる心理療法である．CBTのほか，曝露療法(exposure therapy)，自律訓練法(autogenic training)など，多くの精神療法/心理療法が不安の軽減・解消に効果的とされている．循環器疾患臨床に従事する医療者が取り入れやすい精神療法/心理療法としては「パーソンセンタードアプローチ(person-centered approach；PCA)」がある．これは，患者がどのような不安を訴えても常に否定せずに傾聴することで，患者自身の気付きを促し，自己肯定感を高める介入方法である．なお，精神療法/心理療法は薬物療法と併用することが望ましい．

運動療法と疾病管理：心臓リハビリテーション

循環器疾患に起因する不安の中には，運動耐容能と自己効力感の低下に伴うものが時折見られる．これに対して，患者の心肺機能に即した運動を行い，運動対応能と自己効力感を高めていくのが心臓リハビリテーションである．さらに，われわれの研究では多職種が協働して患者教育や疾病管理を支援していく包括的介入が不安の軽減に奏功することが分かった[2]．

（庵地 雄太）

引用文献

1) 小林清香:植込み型除細動器患者の心理的適応と認知行動療法的心理教育の効果に関する研究.科学研究費補助金研究成果報告書,2009.
2) 庵地雄太ほか:本邦初の循環器緩和ケアチームにおけるメンタルヘルスケアの実践.第28回日本総合病院精神医学会総会,2015.

参考文献

- 伊藤弘人:今日の診療から役立つ エビデンスから迫る循環器疾患とうつ.南山堂,2012.
- 大石醒悟ほか編:心不全の緩和ケア 心不全患者の人生に寄り添う医療.南山堂,2014.
- 日本精神神経学会監:DSM-5 精神疾患の診断・統計マニュアル.医学書院,2014.

③ 心不全で出現する諸問題への対応

6 抑うつ

循環器疾患患者が訴える抑うつの例

- 冠動脈バイパス術後ICUから一般病棟に移ったが，食事が進まない．
- 主治医からリハビリテーションを勧められ，しないといけないのは分かっているが，倦怠感が強くリハビリテーションが進まない．
- 感染が合併し入院期間が長期化し，それまで見ていたテレビや本も見なくなり，悲観的な発言が聞かれることが増える．
- 病棟看護師による配薬時間がいつもより1時間遅れたことに激怒する．
- 心臓リハビリテーションを終え退院したが，自宅での栄養管理不備や薬の飲み忘れが散見される．

抑うつの定義

「精神障害の診断と統計マニュアル第5版」(DSM-5)の「抑うつ障害群」では，抑うつ症状の特徴を「悲しく，虚ろな，あるいは易怒的な気分が存在し，身体的および認知的な変化も伴って，個人が機能する上での資質に重大な影響を及ぼすこと」と定義している．また，その症状の発症時期や年齢，重症度持続期間，時期，推定される病因などによって，正常な反応である場合や，抑うつ症状を呈する疾患が特定される場合がある．

ところで，一般人口における抑うつエピソードの生涯有病率は5～7％であるのに対し，心不全患者における抑うつの合併率は20～40％と推定されている[1-4]．心不全患者において，抑うつは外来患者においても[5-8]入院患者においても[9]死亡率と関連があり，その関連性は不安や社会的孤立とは独立したものであることが示されている．また，うっ血性心不全の従来の治療と2つの実験的介入〔アミオダロン（アンカロン®）とICD〕を比較したSudden Cardiac Death in Heart Failure Trialの参加者のうち，突然死した153名を対象としたThe Psychosocial Factors Outcome Studyでは，抑うつと社会的孤立は心不全患者において独立した予後予測因子であることが示されている[6]．心不全患者における抑うつは，死亡率を含めた有害事象の一因である．

表1-13に抑うつ症状を呈する可能性がある個別の疾患名を挙げる．ただし，臨床で循環器

表1-13 抑うつ症状を呈する可能性がある疾患

- 精神疾患
適応障害，アルコール関連障害，精神刺激薬関連障害，不安症，摂食障害，気分障害（双極性障害，うつ病など），統合失調症，統合失調症様障害，身体症状症および関連症群，せん妄，持続性複雑死別障害など
- 神経疾患
パーキンソン病，認知症（アルツハイマー型認知症含），てんかん，脳血管障害，脳腫瘍など
- 身体疾患
低カリウム血症，ステロイド精神病性障害，甲状腺機能低下症／亢進症，全身不全麻痺，膵癌，肝炎，肝硬変，動脈硬化，伝染性単核球症，後天性免疫不全症候群など

（文献10, 11より引用）

疾患に主に携わる医療者において，精神疾患の個別の診断名を検討する過程では，抑うつをはじめとする症状，そしてその背景にまず注目することを勧めたい．また，患者の精神症状を実証するためのbiological markerは現在のところないため，患者の症状に関する直接的／間接的情報を，患者および関係者からいかに信頼性高く集めるかが，対処方法を検討する上でも重要である．

本項では上記に挙げた精神疾患の中から，心不全患者が抑うつを呈したときの対処法のヒントとなるよう一部を抜粋しポイントを解説する．なお，診断基準は精神科の成書を参照されたい．

心不全患者において抑うつを呈する可能性がある精神疾患

うつ病／大うつ病性障害

特徴は，抑うつ気分または日常生活の興味と喜びの喪失，自律神経機能（睡眠，排泄，食欲，性欲など）の低下が，ほとんど毎日2週間以上続くことである．躁病や軽躁病エピソードの病歴のあるものは含まない．この障害では症例の大半が反復性であり，わが国の慢性心不全入院患者の平均年齢（68～71歳）[12-14]と，うつ病患者の約50％は40歳までに初回のうつ病エピソードを経験することを照らせば，うつ病を合併する心不全患者の過去の病歴の中でうつ病エピソードが確認されることが多いと推察される．また，老年期にはうつ病が高率にみられ，25～50％の有病率という報告と，医師に見逃され治療されずにいる報告もある[11]．老年期の心不全患者の場合，抑うつ症状が身体的愁訴として現れることが多いかもしれないが，医療者が年齢相応のものと誤解しないことが重要である[11]．

適応障害

明確なストレス因への，ストレス因の始まりから3ヵ月以内の不適応反応である．抑うつ以外に，不安や素行の障害を伴うこともある．ストレス因は，典型的には経済的問題，身体疾患，対人関係の問題で，単一のことも複数のこともある．また，元来患者個人に備わっている脆弱性も発症に関与する．ライフサイクルの視点からは，自らの死が身近になりつつある中年期の人は，喪失や死にとりわけ敏感である．

せん妄

　意識水準と認知機能の急性の悪化が特徴で，特に注意の障害が目立つ．集中管理を必要とする心不全患者では，抑うつ症状の前に，またはそれと同時に，せん妄が生じる可能性がある．せん妄とうつ病は，見当識障害の有無，活動性および気分の日内変動や，脳波によって鑑別できる．

物質・医薬品誘発性抑うつ障害

　物質とは，アルコールおよび規制薬物であり，医薬品とは，例えば向精神薬，メチルドパやβブロッカーなどの降圧薬，ステロイド，抗菌薬，インターフェロンなどを指す．
　アルコール使用障害は，基本的に飲酒習慣を確認することでスクリーニングできるが，入院後にアルコール離脱症状によって気付かれるかもしれない．あるいは，循環器領域では，不摂生な食事や内服薬の飲み忘れといった医療アドヒアランスの低さや，心不全コントロールが不良であることから気付かれるかもしれない．
　βブロッカーは抑うつの潜在的なリスク因子である．143,253名のMedicaid recipientsを対象とした三環系抗うつ薬の使用歴を調べた研究では，βブロッカーを使用している患者(23％)は利尿薬や糖尿病薬を使用している患者(両者とも10％)と比較し，三環形抗うつ薬を併用している割合が有意に高いことが示され，高血圧患者においてβブロッカーが医原性に抑うつとなっている可能性を示唆している[15]．それでもなお，心不全患者において，βブロッカーが，罹病率と死亡率上明らかに良い影響を与えることと比して，抑うつへの影響は低いと考えられており，リスクベネフィットの観点から抑うつを理由に使用を控えることは勧められていない[16]．

不安症

　本章の「5 不安」を参照されたい(→p.55)．

精神科・心療内科などの専門診療科へコンサルテーションすべき特徴

　抑うつ症状は，例えば生命予後に影響する病名の告知後や，家族を亡くした後の悲嘆反応など，正常な反応として見られることもあれば，先に挙げた精神疾患の症状として見られることもある．
　前述の通り心不全患者において抑うつの罹患率は高いが，低心機能による症状とうつ病による症状が重複し明確に見分けることは困難である．また，医学的問題だけでなく，原疾患に伴う日常生活能力の衰えや，人間関係・社会的役割や生活環境の変化など，医学的問題以外の問題が関わってくる可能性もある．そのため，複数の専門職種からなる心不全緩和ケアチームによるケアが主体となるが，以下に該当する場合は患者本人に抑うつの可能性を伝え，精神科への早めの受診を勧めることが望ましい．ただし，本人が精神科受診を希望(同意)しない場合は，原則精神科医の診察には至らない．

> - 患者本人が，①価値がない，②楽しみが何もない，③無力だ，④悲しい，⑤失敗した，⑥落ち込んでいる，⑦不幸だ，⑧望みがない，と週の半分以上感じていることが確認できた場合．
> - 初期の治療反応性が乏しい場合や，軽度～中程度の抑うつ症状が遷延している場合．
> - 複雑な心理社会的要因が背景にある場合．
> - 過去に躁エピソードが確認された場合．
> - 家族に自殺者が確認された場合．
> - 患者に自傷他害の恐れがある場合．この場合，本人に速やかな精神科受診を強く勧め，それでも希望しない場合は，外来患者であれば家族にその危険性を伝え，家族に本人の受診を強く勧める．入院患者であれば，循環器科の主治医から家族に危険性を伝え了解を得た上で，本人の同意があれば望ましいが，なくとも精神科医へ速やかにコンサルテーションする．なお，患者の自傷他害行為に対して，主治医や医療スタッフは大きく動揺し，患者に対して本来意図しない言葉を発するかもしれない．冷静に医療を遂行するためにも，医療者のケアという視点は忘れてはならず，精神科医や院内の精神保健担当者に相談しても良い．

抑うつの評価

器質的疾患の鑑別と除外

表1-13（→p.61）を参照されたい．

患者本人や家族からの情報収集

本章の「5 不安」（→p.55）に準ずる．

スクリーニング

各々の施設によって患者集団や医療資源（関わる職種）が異なるため，誰がどの時期にスクリーニングを実施するか，どのスクリーニングツールが最も適切か，カットオフ値をどこに設定するかといったことを，あらかじめ心不全緩和ケアチームとその患者に関わる可能性のある医療者とで話し合っておくことが望ましい．

スクリーニングツールは，①実施場所を選ばないもの，②患者が簡単に入手でき読解できるもの，③パスワード管理でき医療情報と接点があるもの，④患者と患者のケアスタッフの両者に，ただちにフィードバックできるもの，⑤検査結果と関連した危険因子を勘案された助言案を含むものが期待される[17]．

2008年9月，American Heart Association (AHA) Science Advisory[18]において，冠動脈性心疾患の個々の患者における抑うつのスクリーニングおよび専門家への紹介と治療が提言さ

れた．そこでは，抑うつのスクリーニングツールに，American Psychiatric Association（APA）が出版したDSM-Ⅳの診断基準を基にした"Patient Health Questionnare-9"（PHQ-9）の使用が推奨されていた．なお，2013年にAPAが出版したDSM-5が最新基準であり，APAはオンライン上で，成人の抑うつの評価尺度に"DSM-5 Self-Rated Level 1 Cross-Cutting Symptom Measure-Adult (level 1)"[19]と，"PROMIS Emotional Distress-Depression-Short Form (level 2)"[20]を公開している．

なお，上記以外に"The Beck Depression Inventory-Ⅱ"（BDIⅡ）や"Self-rating Depression Scale"（SDS），"Hamilton Depression Rating Scale"（HDRS）も評価尺度として用いられることがある．

治療介入

治療の選択肢として，抗うつ薬による薬物療法では，三環系抗うつ薬の有効性と安全性を示したデータは乏しい．選択的セロトニン再取り込み阻害薬（selective serotonin reuptake inhibitors; SSRI）では，セルトラリン（ジェイゾロフト®）とエスシタロプラム（レクサプロ®）は冠動脈性心疾患患者において，中程度～重度あるいは反復性の抑うつに効果があることを示した研究がある[21,22]．一方，うつ病を合併した心不全患者469名を対象とした二重盲検無作為化比較試験では，セルトラリンの心不全患者の死亡率罹患率および抑うつに対する有効性は示されなかった[23]．また，372名の軽度～中等度のうつ病を合併した心不全患者を対象とした二重盲検無作為化比較試験では，エスシタロプラムの心不全患者の死亡率，再入院率およびうつ病の症状改善に対する有効性は示されなかった[24]．なお，これらの研究からセルトラリンとエスシタロプラムの安全性は確認された[21-24]．

つまり，特に心不全患者の抑うつに対する治療では，セルトラリンとエスシタロプラムが安全面から第一選択となり得るが，これらの薬剤の有効性が示せなかった研究もあるため，薬物療法を治療の第一選択とするには根拠と慎重さが求められる．なお，二重盲検無作為化比較試験では例えば重症の心不全患者は対象から除外されているため，すべての心不全患者に対して抗うつ薬による薬物療法が無意味だとは言えない．

認知行動療法は，抗うつ薬に忍容性が乏しい患者や，薬物療法より心理療法を好む患者には代替療法となり得る．社会支援に乏しい，あるいは抑うつを合併している心筋梗塞後の患者2,481名を対象とした無作為化比較試験では，認知行動療法を基にした心理社会的ケア介入群と，従来の医療ケア群を比較した結果，介入群は抑うつの程度や社会的孤立は低減したが，生存率は両群間に有意差はなかった[25]．

うつ病を合併した心不全患者に対して，有効的な介入法は明らかにされてない．しかし，最適な心不全の薬物治療やその遵守，自己管理と運動療法を組み合わせる方法は，心不全患者の死亡率とうつ病罹患率を減らすのに良いかもしれない．また，認知行動療法を組み合わせる方法は，患者に良い影響を与えるかもしれない．

こういった研究結果を踏まえながら，どの治療法あるいはケアをどういった組み合わせで提供するのか，当院では個々の入院症例において患者本人の主体性を尊重しつつ，チームカンファレンスで検討しながら手探りで行っている．

(曠地 道代)

引用文献

1) Shapio PA: Treatment of depression in patients with congestive heart failure. Heart Fail Rev, 14: 7-12, 2009.
2) Havranek EP, et al: Prevalence of depression in congestive heart failure. Am J Cardiol, 84: 348-350, 1999.
3) Koening HG: Depression in hospitalized older patients with congestive heart failure. Gen Hosp Psychiatry, 20: 29-43, 1998.
4) Skotzko CE, et al: Depression is common and precludes accurate assessment of functional status in elderly patients with congestive heart failure. J Card Fail, 6: 300-305, 2000.
5) Faris R, et al: Clinical depression is common and significantly associated with reduced survival in patients with non-ischemic heart failure. Eur J Heart Fail, 4: 541-551, 2002.
6) Friedmann E, et al: Sudden Cardiac Death in Heart Failure Trial Investigators. Relationship of depression, anxiety, and social isolation to chronic heart failure out-patient mortality. Am Heart J, 152: 940. e2-940. e8, 2006.
7) Murberg TA, et al: Functional status and depression among men and women with congestive heart failure. Int J Psychiatry med, 28: 273-291, 1998.
8) Murberg TA, et al: Social relationships and mortality in patients with congestive heart failure. J Psychosom Res, 51: 521-527, 2001.
9) Vaccarino V, et al: Depressive symptoms and risk of functional decline and death in patients with heart failure. J Am Coll Cardiol, 38: 199-205, 2001.
10) 井上令一監：カプラン臨床精神医学テキスト第2版　DSM-IV-TR診断基準の臨床への展開．メディカルサイエンスインターナショナル, 2004.
11) 井上令一監：カプラン臨床精神医学テキスト第3版　DSM-5診断基準の臨床への展開．メディカルサイエンスインターナショナル, 2016.
12) Tsutsui H, et al: Clinical characteristics and outcome of hospitalized patients with heart failure in Japan. Circ J, 70: 1617-1623, 2006.
13) Shiba N, et al: Analysis of chronic heart failure registry in the Tohoku district: Third year follow-up. Circ J, 68: 427-434, 2004.
14) Shiba N, Nochioka K, Miura M, et al. : Trend of westernization of etiology and clinical characteristics of heart failure patients in Japan -- first report from the CHART-2 study. Circ J, 75: 823-833, 2011.
15) Avorn J, et al: Increased antidepressant use in patients prescribed beta-blockers. JAMA, 255: 357-360, 1986.
16) Verbeek DE, et al. : A review on the putative association between beta-blockers and depression. Heart Failure Clin, 7: 89-99, 2011.
17) Yeager KR, et al: Screening and identification of depression among patients with coronary heart disease and congestive heart failure. Heart Fail Clin, 7: 69-74, 2011.
18) Judith H. Lichtman, J. Thomas Bigger, et al. : Depression and coronary heart disease: recommendations for screening, referral, and treatment: a science advisory from the American Heart Association Prevention Committee of the Council on Cardiovascular Nursing, Council on Clinical Cardiology, Council on Epidemiology and Prevention, and Interdisciplinary Council on Quality of Care and Outcomes Research: endorsed by the American Psychiatric Association. Circulation, 118: 1768-1775, 2008.
19) American Psychiatric Association: DSM-5 Self-Rated Level 1 Cross-Cutting Symptom Measure, Adult. Avalable from: 〈https://www.psychiatry.org/psychiatrists/practice/dsm/dsm-5/online-assessment-measures〉. Accessed on October 30, 2016.
20) American Psychiatric Association: PROMIS Emotional Distress, Depression, Short Form. Avalable from: 〈https://www.psychiatry.org/psychiatrists/practice/dsm/dsm-5/online-assessment-measures〉 Accessed on October 30, 2016.
21) Lespérance F, et al. : CREATE Investigators. Effects of citalopram and interpersonal psychotherapy on depression in patients with coronary artery disease: the Canadian Cardiac Randomized Evaluation of Antidepressant and Psychotherapy Efficacy (CREATE) trial. JAMA, 297: 367-379, 2007.
22) Glassman AH, et al: Sertraline treatment of major depression in patients with acute MI or unstable angina. JAMA, 288: 701-709, 2002.

23) O'Connor CM, et al.：Safety and efficacy of sertraline for depression in patients with heart failure：results of the SADHART-CHF (Sertraline Against Depression and Heart Disease in Chronic Heart Failure) trial. J Am Coll Cardiol, 56：692-699, 2010.
24) Angermann CE, et al.：Effect of Escitalopram on All-Cause Mortality and Hospitalization in Patients With Heart Failure and Depression The MOOD-HF Randomized Clinical Trial. JAMA, 315：2683-2693, 2016.
25) Berkman LF, et al：Effects of treating depression and low perceived social support on clinical events after myocardial infarction：the Enhancing Recovery in Coronary Heart Disease Patients (ENRICHD) Randomized Trial. JAMA, 289：3106-3116, 2003.

参考文献
- 日本精神神経学会監：DSM-5　精神疾患の診断・統計マニュアル. 医学書院, 2014.
- Binkley P, et al：Depression and Heart Failure, An Issue of Heart Failure Clinics. 1st edition, Saunders, 2011.

③ 心不全で出現する諸問題への対応

7 意思決定支援

意思決定支援が求められる循環器患者の事例

- 患者・家族が病期が進行しているという認識がなく，エンド・オブ・ライフケアについて現実的に考えることができない．
- 代理意思決定者が延命治療選択（人工呼吸器，CHDF，補助循環）に対する葛藤を抱えている．
- 患者は自宅退院を希望しているが，家族に迷惑がかかるからなどの理由により自宅退院を躊躇している．
- 家族が患者を自宅で介護あるいは生活することに対する不安があり，退院に踏み切れない．

慢性心不全緩和ケアにおける意思決定支援の位置付け

　非がん患者を対象に行われた質的記述的研究において，質の高いエンド・オブ・ライフケアは，患者の苦痛緩和を大事にする，患者の自律を尊重する，不必要な延命を避ける，愛する人との関係性を深める，家族の重荷を軽くするという5領域から構成されている[1]ことが明らかになっている．これらの領域は，緩和ケアの観点から見ると，苦痛緩和，意思決定支援，グリーフケアに分類され，これらの要素は関連しあっており（図1-17），意思決定支援がグリーフケア，患者の苦痛緩和につながる重要なケアであるととらえることができる．

　アドバンス・ケア・プランニング（advance care planning；ACP）とは，望む治療と生き方を事前に対話するプロセスで，アドバンス・ディレクティブ，生命維持の差し控えを包含した概念である（図1-18）．慢性心不全においても，心不全ガイドライン[3]において緩和ケアサービスの構成要素としてACPが含まれており，緩和ケアの入り口と考えられ，緩和ケアの中核的要素であるということが分かる．

　慢性心不全の病みの軌跡（経過）は，発症から亡くなるまで慢性的に経過し，増悪と緩解を繰り返しながら，最期は比較的急速であることが明らかになっている（→p.2）．予後予測が不明確であり，急性増悪期が急性増悪なのか本当の終末期なのかを鑑別することが極めて難しいため，患者への病状説明が遅れ，患者の自律性を尊重した意思決定支援が困難となり，家族の代理意思決定が多いことが特徴である．

代理意思決定の精神健康状態に及ぼす影響[4]をみると，家族の33.1％がPTSDのリスクを認めており，いのちの選択を代理で行うことがいかに家族の精神的苦悩につながるかが分かる．一方で，心不全患者が含まれたACPの効果[5]をみると，通常ケア群に比べACPを取り入れた群は，終末期医療の希望が尊重され，遺族のうつや不安を示す割合が少なく，満足度が高いことが明らかになっている．

以上のことから，患者の自律性を尊重した意思決定支援は，患者・家族のQOLに影響すると考えられ，また，心不全患者においても患者の自律性を尊重した意思決定支援を目指すことが重要であると考えられる．

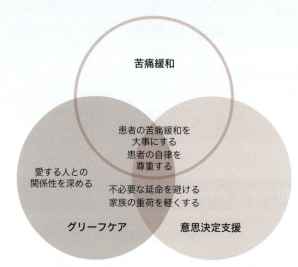

図1-17　質の高いエンド・オブ・ライフケアの3要素
3つの要素は関連しており，質の高いエンド・オブ・ライフケアにおいて不可欠である．

（文献1より引用）

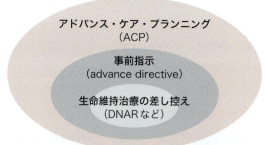

図1-18　アドバンス・ケア・プランニング（ACP）
意思決定能力が低下する前に患者や家族と望む治療と生き方について事前に対話するプロセスである．
患者の希望や生き方を尊重し，終末期を含めた将来の状態の変化にも備えることで，より良い人生を送ってもらうことを目的とする．

（文献2より改変）

慢性心不全におけるACPに関する動向

　ACPは事前指示をとることが目的ではなく，対話のプロセスを通して望む医療や療養場所を医療者と共同して決定していくプロセスであるという理解が重要である．

　慢性心不全の意思決定支援は，前述のように予後予測がつかないため告知が遅れること，増悪と緩解を繰り返す経過であることから「今回も良くなるのではないか」と期待しているため予後について現実的に考えられず，患者の自律性を尊重した意思決定が困難になることが特徴である．そのため，意思決定能力が低下する前から継続的にエンド・オブ・ライフに備えた意思決定支援を行うことが重要であり，わが国でも推進していくことが望まれる．

　2012年のAHAのStatement[6]では，積極的にACPを行うタイミングとして，1年ごとに外来で心不全通過の見直しを行うこと，症状増悪やQOL低下といった症状の変化のタイミングを逃さず積極的に行うことが推奨されている．しかし，慢性心不全は予後予測がつかないため，ACPの時期を特定しにくい現状があり，英国で予後予測が難しい場合に推奨されているThe GSF prognostic indicator guidance「目の前の患者が1年以内に死亡したら驚きますか？」といった驚き質問（surprise question）[7]により心不全患者の予後を推測し，ACPの時期を検討することもある．

　ACPの方法論においては，意思決定のプロセスを段階的に進めていくことが推奨されている（表1-14）．コミュニケーションの技法は，ask-tell-askアプローチが推奨されている．ask-tell-askアプローチは，医療者が説明する前に，まず患者自身が疾患や状態をどのように理解し受け止めているか「尋ねる」，その後，患者・家族の理解状況や受け止め方に応じた「情報提供を行う」，最後に説明内容をどのように患者が理解したかを「尋ねる」といったコミュニケーションスキルである（表1-15）．このアプローチは，医療者側の一方的なコミュニケーションを避ける

表1-14　進行した心不全の意思決定過程とコミュニケーション

ステップ	ステップの要素
場所と参加者の設定をする	・参加しなければならないものを決定し，すべての適切な医療者が同様に参加していることを確認する
患者が知っていることと知りたいことを確認する	・患者/家族が何を知っているか尋ねる ・患者/家族が何を知りたいか尋ねる（このとき，気がかりや不安な点について尋ねておく） ・誤解や疑問をクリアしながら，患者/家族に共感的で思慮深い方法で情報を伝える ・患者/家族に再度，伝達した情報を再度繰り返すかどうか尋ねる
目標と意向を確認する	・患者にとって何が最も重要であるかを判断するために，患者の価値観の理解をするため，のオープンエンドの（開かれた）質問をする
患者や家族とともに目標に対するテーラーメイドな治療と決定について考える	・設定された目標に基づいて特定の治療の利点/負担の個別的な説明を行う ・患者の目標に基づいて推奨する医療を提案することをいとわない ・心不全の経過は不確実性があることを認める

・末期心不全患者に対する医療者―患者間のコミュニケーションを向上するための中核的な役割，スキルである．
・事前に，Bad Newsを聞く心身の状態や能力について把握しておく．

表1-15 ask-tell-askアプローチ

流れ	ポイント	具体例
ask	・患者（家族）が心不全の病状などについて，どのように理解しているか ・病状や予後などについて，どの程度知りたいと思っているか	・今の病状についてこれまでどのような説明を受けてきましたか？ ・これからの治療の流れについて，ご自分でしっかり聞いておきたいと思われる方ですか？ ・心不全という病気がたどる経過について，詳しく話を聞きたいですか？　それとも，まずは今回考えている治療についてお話をお聞きになりたいですか？
tell	・患者（家族）が聞きたいと思っている範囲で情報を伝える ・患者（家族）が必要とする新しい情報を提供し，誤解を正す	・これからお話しする内容は，良いニュースばかりではありません．（悪いニュースを伝える場合，最初に警告する） ・○○さんがお話しされたように，心臓ポンプとして働く機能が少しずつ落ちてきています．ですので，現在は○○という治療を検討しています．お聞きになったことがありますか？ ・どのような治療を受けるかよく理解していらっしゃいますね．ただ，今回の入院は，そんなにすぐに退院できるわけではありません．（誤解を正す）
ask	・患者（家族）からの質問を受ける（open question） ・今回の話を患者（家族）と医療者で共有できているか確かめる	・○○さんが心配しているのはどのようなことですか？ ・今日いろいろなお話をしてきましたが，○○さんが今疑問に思われているのは，どのような内容ですか？ ・今日のお話を，ご自身の言葉で振り返ってみていただけますか？

ことができ，患者の理解度や受け止め方に応じたコミュニケーションが可能となり，医療者と患者との情報共有が円滑となる．そして，「情報提供を行う」場面で，患者にとって悪い知らせ（Bad News）を伝えることとなる．Bad Newsは患者の希望や闘病意欲を失うことにつながり，医療者に見捨てられたといった感情をきたしやすい．そのため，希望を保証しながら現実的に考えられる"hope for the best, and prepare for the worst"が推奨されている[8]．これは，最善の医療を提供することを保証した上で，最悪の事態（もしもの時）に備えた準備が必要な時期にきていることを伝える方略である．死を忌むべきものとして考えている日本人には，受け入れやすいコミュニケーション技法であると考えられ，実践の中で活用が望まれる．

慢性心不全における意思決定支援のあり方

2014年度に当院では，厚労省の委託事業「人生の最終段階における医療体制整備事業」の一環として，40名の慢性心不全患者（Stage C，D）・家族を対象としたACPの実践を行った．ACPの初回面接においては，ほとんどの患者が進行性の予後不良の病気であるという認識はなかったが，ACPの過程の中で，ほぼすべての患者が自身の病みの軌跡を理解することができ，経過中，抑うつなどの精神症状を呈する患者はいなかった．慢性心不全患者の苦痛や気がかりには，「治療の限界の中，この先どのように生きていけばいいのか分からない」，「病気が自分の身に起こったことが信じられない」といった今後の人生や生き方に対する気がかりがあり，「可能な限り長生きしたい」という思いと「尊厳ある最期を迎えたい」という思いの中で葛藤していた．最終的には，回復不可能な状態になったら延命治療を望まないと回答する患者が大多数

であったが，延命治療の具体的な選択肢についてはほとんどの人が選べない状況であったことから，意思決定には時間的な猶予が必要であり，継続的な話し合いが重要であることが示唆された．希望する療養場所については，「状態が悪くなったときは病院で診て欲しい」，「家で過ごしたいが，家族に迷惑をかけたくないから病院で過ごしたい」などの意見が多く，その背景には，大病院思考，家族の気持ちを大事にする価値観，家族との折り合いがつけられないなどがあり，家族を含めた話し合いのプロセスを重ね，医療者は患者の代弁者としての役割を果たすこと，病診連携の強化が重要であると考えられた．

そして，ACPの成果を質的に分析した結果では，「将来や人生の構えになった」，「選択に伴う葛藤の緩和になった」といったACP本来の意義を示す内容と，「心の支えになった」，「セルフマネジメントにつながった」という副次的な効果が認められた．一方で，「知りたくなかった」と「前もって知って良かった」という相反する思いがあり，現実を受け入れることの葛藤が見受けられた．さらに，話し合いのニーズにおいては，「病状変化の度に話を聞いて欲しい」，「医療者，家族を含めた話し合いを希望する」といった話し合いを推奨するニーズがある一方で，「心理状態に応じた話し合いをして欲しい」，「先のことは考えたくない．先生におまかせするだけ」というパターナリズムモデルに価値をおくニーズも少数だが存在していた．

以上の結果から，慢性心不全におけるACPのプロセスにおいて重要なことは，ACPはあくまでも自発的なプロセスであるため，患者の意思決定パターンを尊重することを前提として，心身の安定した時期に，病状の変化の度に，患者・家族，医療者と共同意思決定支援を行うことが重要であると考えられた．課題として，心不全の病みの軌跡に対する患者教育の充実，結論よりもプロセスや葛藤に着目した継続的な支援，思いをつなぐシステムの構築（記録やプライマリケアとの連携），ACPを実践できる人材の育成（教育プログラム開発，教育研修の実施）が重要であると考えられた．

現在，当院では心不全患者に自身の病みの軌跡を理解してもらうために啓発冊子を作成し，病棟や外来でも手に取ることができるようにして啓発活動に努めている（→p.73）．そして，慢性心不全におけるACPプログラムと教育プログラムの策定に向けて取り組みを開始した．将来的には，わが国の慢性心不全におけるACPが医療者に浸透し，日常診療の中に取り入れられることを願っている．

（髙田 弥寿子）

|| 引用文献

1) Singer PA, et al：Quality end-of-life care：patients' perspectives. JAMA, 281：163-168, 1999.
2) 森田達也ほか：エビデンスで解決！緩和医療ケースファイル．南江堂, 2011.
3) McMurray J, et al：ESC Guidelines for the diagnosis and treatment of acute and chronic heart failure 2012：The Task Force for the Diagnosis and Treatment of Acute and Chronic Heart Failure 2012 of the European Society of Cardiology. Developed in collaboration with the Heart Failure Association (HFA) of the ESC. Eur Heart J, 33：1787-1847, 2012.
4) Azoulay E, et al：Risk of post-traumatic stress symptoms in family members of intensive care unit patients. Am J Respir Crit Care Med, 171：987-994, 2005.
5) Detering KM et al：The impact of advance care planning on end of life care in elderly patients：randomised controlled trial. BMJ, 340：c1345, 2010.

6) Allen LA, et al：Decision making in advanced heart failure：a scientific statement from the American Heart Association. Circulation, 125：1928-1952, 2012.
7) Pang WF, et al：Predicting 12-month mortality for peritoneal dialysis patients using the "surprise" question. Perit Dial Int, 33：60-66, 2013.
8) Back AL, et al：Hope for the best, and prepare for the worst. Ann Intern Med, 138：439-443, 2003.

終末期ケアとエンド・オブ・ライフケアの用語の違い

　終末期ケア（ターミナルケア）は，病状が進行し，積極的な治療が半年あるいは半年以内と考えられる時期に行われるケアであると定義されている[1]．

　一方，エンド・オブ・ライフケアは，非がん疾患など，終末期を特定しにくい疾患を前提に，死までの時期が1年という年単位から数日に至るまでの幅広い時期に行われるケアと考えられており，「診断名，健康状態，年齢にかかわらず，差し迫った死，あるいはいつか来る死について考える人が，生が終わる時までよりよく生きることができるように支援すること」と定義されている[2]．

　心不全は，治療可能性が最期まで残され予後予測が困難であるため，終末期の時期を明確にするのが困難である．したがって，心不全における終末期ケアを示す用語としてエンド・オブ・ライフケアが望ましいと考える．

∥ 引用文献
 1) 日本学術会議臨床医学委員会終末期医療分科会　2009．
 2) 長江弘子：患者・家族の生活文化に即したエンド・オブ・ライフケア. Nursing Today, 28：8-15, 2013.

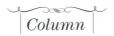

啓発冊子

　患者や家族の中には,「緩和ケア」という言葉さえ知らない人も多くいる．ましてや,心不全で「緩和ケア」といわれてもピンとこない人がほとんどである．病気で入院しても,患者や家族は医師からの説明を受け入れるだけで,「自分がどのようにしたい」という意思を伝えられない(伝える環境にない？)ようにも思う．自分の病状がよく分かっていない,または説明されていない患者さえ存在する．

　われわれは,心不全治療をしている患者の「苦痛を和らげる」支援ができることを知らせるため,「心不全患者さんに提供できる緩和ケア」という啓発冊子を制作した(**図1-19**)．啓発冊子は心不全という病気自体の説明から始まり,心不全治療と並行して緩和ケアが提供できること,緩和ケアチームの支援で主治医チームと一緒に苦痛緩和の方法を検討できることが記載されている．また,意思決定を含めた今後受けたい医療を相談できる窓口として,緩和ケアチームがサポートできることも分かりやすく書かれている．

　啓発冊子は,当院の心不全患者が入院する病棟にパンフレットとして置かれており,患者さんや家族が自由に手に取ることができる．また,緩和ケアチームの介入の希望があれば,主治医や病棟看護師を経由してチームに連絡できる体制になっている．

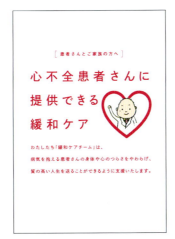
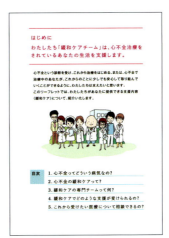

図1-19　心不全の緩和ケア・啓発パンフレット

（菅野 康夫）

3 | 心不全で出現する諸問題への対応

8 家族ケア・グリーフケア

家族ケア・グリーフケアが求められる循環器患者の例

- これからどのような経過をたどるのか不安を感じている．
- 予後に関する説明を受け「あとどのくらい生きられるのでしょうか」と衝撃を受けている．
- これまでも大丈夫だったから，今回も何とかなると思うと現状を受け入れられない．または否認している．
- 大切な家族との別れを想起し，どうして良いか分からない．

家族ケアとは

　家族とは「お互いに情緒的，物理的，そして／あるいは経済的サポートを依存しあっている2人かそれ以上の人々のことである．家族のメンバーとは，その人たち自身が家族であると認識している人々のことである」と定義されている[1]．大切な家族の一員が生命の危機に直面することや末期であると診断されることは，家族に精神的・社会的苦痛を生じさせる．特に，患者に意識がなくコミュニケーションがとれない，患者の苦痛が緩和されていない，予後を伝えていない，死が近いなどの状況は，より大きな苦痛となって家族にのしかかってくる．一方で，患者にとって家族は今を生きる支えでもある．このようなストレスの中にある家族が，この状況を適切に乗り越えられるよう支援する必要がある．

家族の能力をアセスメントし，家族が力を合わせられるよう支援する

　家族内に起こった環境・役割の変化，治療上の意思決定，経済的・将来の不安，家族間や親族からの精神的ストレスといった問題にどのように対応しているか，どのような援助が必要かアセスメントする．家族の能力をアセスメントする際は，「家族は開放的か，閉鎖的か」，「サブシステム（夫婦間・同胞間・親子間など）の関係性はどうか」，「家族のコミュニケーションネットワーク（図1-20）はどのような形か，コミュニケーションの連鎖は固定化していないか」，「家族の変化（危機）で起こった影響はあるか」，「家族の変化（危機）に適応可能か」などを考える．
　また，家族が現状をどのように対処していけるか話し合うように勧め，個々の家族のメンバーが情緒的に支え合い，役割分担し協力してケアが行えるよう助言し，必要に応じて家族間

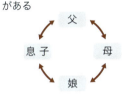
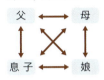
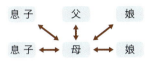

図1-20　家族のコミュニケーションネットワーク
どの型にも一長一短がある．子どもが発達するに従って，連鎖・車輪型から円型を経て全開型へ移行する．なお，Y字型は，征服的な母親や，思春期の子どもたちから父親を遠ざけようとする再婚の母親が作りやすいネットワークである．

(文献2, 3より引用)

の調整を行ったり，医療ソーシャルワーカー（MSW）につなぎ社会資源の活用を促す．さらに，入院が長期化している場合は，家族が休息をとれるような配慮も必要である．

患者の状況を理解するための適切な情報提供を行う

患者に生じている苦痛な症状が起きる原因を説明し，現状が理解できるよう援助する．特に，死が近づいてきていると家族に感じさせる身体的・精神的状態の変化や行動の変化などは，事前に説明することで予期悲嘆を軽減することにつながる．

患者のケアへの参画を促す

循環器疾患の患者は，点滴や各種モニター類がつながれており，家族は患者の傍にいて何かをしたいと思っても，触って良いのか分からない状態にある．家族が患者との時間を持てるようルートなどの説明を行い，手足を擦る・手を握るなどできることを説明する．

Hampe[4]と鈴木[5]の研究は，終末期の患者の配偶者には，①家族の状態を知りたい，②患者の側にいたい，③患者の役に立ちたい，④感情を表出したい，⑤医療従事者から受容と支持と慰めを得たい，⑥患者の安楽を保証して欲しい，⑦家族メンバーからの慰めと支持を得たい，⑧患者の死期が近づいたことを知りたい，⑨夫婦間・(患者)との対話の時間を持ちたい，⑩気分転換ができる場所が欲しいという10個のニードがあることを明らかにしている．これは，心不全患者の家族にも当てはまるのではないだろうか．家族がどのようなニードを持って

いるかコミュニケーションを図り，ニードが充足できるよう支援する．末期や終末期は，一緒に保清などに参加できるような配慮や日常のケアを行いながら，患者や家族が思い出を話せるような時間（ライフレビュー，→p.173）を持つことも大切である．これらは，家族との関係性の修復や関係性をより深めるからである．私たちは，家族が身体的にも精神的にも苦悩の中にあることを心に置き，家族の思いを傾聴し感情を吐露できる時間をもつことが求められる．このようなケアは，家族との信頼関係を築き，家族が頑張り過ぎずに必要なときに必要なケアを受けることを可能にする．

グリーフケア

グリーフ（悲嘆）とは，「愛する人を失った時にみられる情緒的反応」で，「死別後の急性反応に引き続いて起こる情緒不安定状態，身体の不調・違和感・社会活動への適応性の低下などをきたす総体的な現象」といわれている[5]．

喪失後の悲嘆はストレスに対する正常な反応である．Bowlbyは，近親者を失った個人の反応は，以下に示す4段階の経過をたどることを明らかにしている[6]．

1：無感覚の段階
　一般に数時間から1週間，茫然として死の知らせを受け入れられないものと感じる．非常に強烈な苦悩や怒りの爆発に終わることもある．

2：思慕と探求の段階
　数ヵ月続く．この段階の特徴は，落ち着きのない探求，持続的な希望，繰り返される悲観，嘆き，怒り，非難，忘恩であり，特に怒りは，自責と成果のない死者への探求から生じるフラストレーションによって起こる．思慕と怒りの間で揺れ動く．

3：混乱と絶望の段階
　8週～1年程度，喪失が永続的な事実であることを認識するそのプロセスにおいて，抑うつ・無感動となる．しかし，自己の対処行動は役に立たないと認識できるようになる．

4：再建の段階
　死別した後の生活の場面で起こってきた変化（慣れない役割や新しい生活技術を得る）を現実として受け入れていく．1年が過ぎると，維持すべきものは死者とともに作り上げてきた価値観や遂行目標であることが分かるようになる．

悲嘆の程度や期間は，故人との関係性，遺族個人や文化によっても異なり，必ずしもこのように段階を経て経過するわけではなく，「2：思慕と探求の段階」と「3：混乱と絶望の段階」を行ったり来たりする場合もある．

また，この悲嘆のプロセスが病的に長引くと「病的な悲嘆（複雑性悲嘆）」に陥る場合がある．病的な悲嘆は，「慢性の悲嘆」と「意識的悲嘆の長期欠如」の二種類の症状に分けられる．特徴を表1-16に示す．「意識的悲嘆の長期欠如」から突然激しい感情に圧倒されて「慢性の悲嘆」の

表1-16 病的な悲嘆の特徴

病的な悲嘆	特 徴
慢性の悲嘆	・無感覚の段階が数週間，数ヵ月続く ・悲嘆は突発的に始まり，喪失に対する情緒的反応が激しく長引く ・多くの場合，怒り・自責が強く続くが，悲しみは欠如している ・反応が続く限り，死別者は生活を再建できず，混乱してしまう ・主症状は抑うつや不安，心気症で，アルコール中毒に至る場合もある
意識的悲嘆の長期欠如	・うぬぼれが強く自立と自己統制を誇りとし，感情を軽視・涙を弱点と考えるパーソナリティをもつ ・喪失について触れることを望まず，思い出になるもの・同情を避ける ・喪失のあと何事もなかったかのように生活することに誇りをもち，一見，喪失を対処しているように見えるが，頭痛・動悸・疼痛・不眠などの症状を呈する場合が多い

＊悲嘆を抑うつエピソードから鑑別する際には，悲嘆では，主要な感情が空虚感と喪失感であるのに対して，抑うつエピソードでは，持続的な抑うつ気分および幸福や喜びを期待する能力の喪失であることを考慮することが有用であると言われている．

(文献6, 8より引用)

状態になる場合もある．つまり，悲嘆を乗り越えるには嘆き・悲しむことが必要な感情であり，悲しめていない場合は病的悲嘆に陥る場合がある．これらを理解し，喪失後の悲嘆のプロセスに寄り添い，病的な悲嘆の症状を呈していないか，心の状態やセルフケアレベルをアセスメントし必要に応じて専門家へつないでいく．

喪失前にそれを予期することで生じる一連の悲嘆のプロセスを「予期悲嘆」という．悲嘆は喪失後の生じる反応であることから，「予期不安」といわれることもある．

予期悲嘆もBowlbyの4段階と類似した経過をたどっていく場合が多いが，家族にとって大切な人は今，生きており，患者の前では悲しみや不安を悟られないよう振る舞わねばならず，強い緊張の中に在ること，また患者自身も経験することである点が異なる．最期まで「きっと良くなる」といった希望を持ちながら，一方で悪化していく患者の状態から死を受け容れざるを得なくなり，希望と絶望のあいだで揺らぎ死を受容していく．次章の「10 家族ケア・グリーフケア」（→p.135）と同様に，患者家族がたどるプロセスに寄り添い，患者・家族が心残りや罪責感を残さないように，どのような最期を迎えたいか，死までの準備を共に考え，患者とその家族らしい最期が迎えられるよう支援する．

（河野 由枝）

引用文献

1) 村田惠子監訳：家族看護学 理論・実践・研究. p 5, 医学書院, 2001.
2) Mortensen, D：Communication: The study of Human Interaction. McGraw-hill, 1972.
3) 佐藤悦子：家族内コミュニケーション. pp 108-111, 勁草書房, 1986.
4) Hampe SOほか：病院における終末期患者及び死亡患者の配偶者のニード. 看護研究, 10：386-397, 1977.
5) 鈴木志津枝：終末期の夫をもつ妻への看護−死亡前・死亡後の妻の心理過程を通して援助を考える. 看護研究, 21：23-34, 1988.
6) 宮林幸江：悲嘆の概念と悲嘆で起きる症状. 家族看護, 10：10, 2012.
7) 黒田実郎ほか訳：母子関係の理論 III対象喪失. pp 91-103, 岩崎学術出版社, 1981.
8) 日本精神神経学会監：DSM-5 精神疾患の診断・統計マニュアル. 医学書院, p 93, 2014.

参考文献

- 鈴木志津枝ほか編：成人看護学緩和・ターミナルケア看護論．ヌーヴェルヒロカワ，2005．
- 坂口幸弘：悲嘆学入門　死別の悲しみを学ぶ．昭和堂，2010．

③ 心不全で出現する諸問題への対応

9 スピリチュアルケア

循環器疾患患者が訴えるスピリチュアルペインの例

- 「なぜ自分がこんな病気になったのか」と抑うつ状態にある.
- 「こんな状態で生きていても仕方がない」と食事がすすまない.
- 家族に迷惑をかけるので, 早く楽に死にたいと希死念慮を訴える.
- 「やり残したことがある」と現実に目が向けられず, 理想の自己の達成を切望する.
- 死んだらどうなるのかと不安を感じている.

スピリチュアルペインとスピリチュアルケア

　スピリチュアルペインとは,「自己の存在の意味や価値に関わるより深いレベルの痛み」[1]で, 避けられない死を自覚した時や大切な人を喪失するといった人生の危機に強く生じる普遍的な苦悩といわれている. 「なぜ自分がこんな苦痛を受けなければならないのか」,「どうせ死ぬのなら, 今頑張っても意味がない」,「他人の世話になってまで生きているのが辛い. 早く楽にして欲しい」といった言葉で表出され, 無意味感, 無価値感, 絶望感, 孤独感, 不公平感, 罪責感などとして体験される. 今まで描いていた人生(未来)の計画や自分の依りどころを見失っている状態で, 思考は過去と現在を行き来する. 死後はどうなるのかといった魂の苦痛は, 自己の存在さえも脅威に感じ混乱に陥る場合もある.

　WHOは, スピリチュアルを「人間として生きていることに関連した経験的一側面であり, 身体感覚的な現象を超越して得た体験を表す言葉である. 多くの人々にとって"生きていること"が持つスピリチュアルな側面には宗教的な因子が含まれているが, スピリチュアルは"宗教"と同じ意味ではない. スピリチュアルな因子は身体的, 心理的, 社会的因子を包含した人間の"生"の全体像を構成する一因子とみることができ, 生きている意味や目的についての関心や懸念と関わっている場合が多い. 特に人生の終末に近づいた人にとっては, 自ら許すこと, 他者との和解, 価値の確認などと関連していることが多い」と定義している[2].

　スピリチュアリティは, 人間の生の全体像を構成する一因子, つまり人間が本来的に持っているものであるが, 死といった危機や大きな困難に直面すると今まで依りどころとしていた価値や信念が揺らぎ始め, 自己存在や人生の問い直しが始まる. RDレインは, 「アイデンティ

ティには，全て他者が必要である．誰かと他者との関係において，また関係を通して自己というアイデンティティは現実化される」[3]と述べている．レインの言葉を借りると，自己は他者との関係によって成り立っており，この関係が揺らぐ，つまり自己存在の基盤が揺らぐと，ペインを生じるといえる．スピリチュアルケアは，自己存在の揺らぎを支えること，つまり，患者自身が他者や超越的なものとの関係を通して，本当の生きる意味や死を意識する前には気付かなかった自分の依りどころに気付いていく，そのプロセスに寄り添うことである．

精神科医の神谷恵美子は，「ひとは自己の精神の最も大きなよりどころとなるものを，自らの苦悩のなかから創り出しうるのである」[4]と述べている．このように，人は苦悩の中から，今まで気付かなかった依りどころに気付くだけでなく，新たな依りどころ・希望を見出す力があるといえる．患者のスピリチュアルペインを知ってその人らしく乗り越えていけるよう，患者の死生観を聴き，ケアの方向性を見出していく必要がある．意味や価値といった問題は個人によって異なるため，その人にしか解決方法を見出すことができない．

「スピリチュアルペインは宗教家によってのみ癒されるものではなく，むしろ患者に関わるすべての人の関わりによってはじめて癒されるもの」といわれており[4]，私たちは，患者自身が生きる希望や生に対する自分なりの意味を見つけ，「安らぎ，自己受容，希望を得ることができる」よう寄り添い見守ることが大切である[5]．

スピリチュアルペインは，身体症状が緩和されていないことで増強される場合があるため，身体症状の評価と苦痛の緩和に努めることが重要である．また，ソーシャルサポートが少ない患者は，拠りどころのなさが生きる意味を喪失させ，また死について深く考えないというコーピングをとっている場合がある．サポートが少ない患者には，医療者が他者存在となり共に在ること，苦痛は緩和できることを保証し，安らぎを提供するケアが必要である．

スピリチュアルケアの実際

スピリチュアルペインのアセスメント

気がかりや大切にしていることはどんなことか，現状をどのように感じているか傾聴し，苦悩が何かを確認する．
① 現世と他者の喪失（別れ）：自己存在の消失，独りで死んでいく孤独感，超越的なものへの苦悩
② 限られた時間（未来）の喪失：希望のなさ，心残り，死への不安
③ 自律性の喪失：他者への依存による負担感，無価値，役割の喪失，自分らしさの喪失

信頼関係の構築

日常のケアの中や患者が気持ちを表出できる環境を整え，苦悩を感じ取る．共に在ること，支えになりたいという思いを伝え，患者・家族が大切にしていることをわれわれも尊重し大切に関わる．

ソーシャルサポートの強化

家族や大切な人との時間をとり，ケアへの参画やライフレビュー（→p.173）などを通して患者と家族がお互いに感情を表出し気持ちを伝え合えるようにする．また，これらを通して患者自身が存在の意味や自己の価値，自分らしさについて考える機会を持てるようにし，患者なりの納得が得られるよう見守る．

積極的な症状緩和

身体症状の評価から，可能な治療やケアを積極的に行い，症状緩和をはかる．

多職種チームでの介入

死生観を尊重し，大切にしていることや支えを聴きケアへつなげる．超越的なものへのつながりを求めている場合は，信仰している宗教家へつないでいく．

（河野 由枝）

||引用文献
1) 淀川キリスト教病院ホスピス編：緩和ケアマニュアル第4版．最新医学社，2001．
2) 世界保健機関編：がんの痛みからの解放とパリアティブ・ケア がん患者の生命へのよき支援のために．金原出版，1993．
3) R. D. レイン：自己と他者．みすず書房，1975．
4) 神谷美恵子：生きがいについて．みすず書房，1980．
5) 窪寺俊之：スピリチュアルケアへのガイド．青梅社，2009．

③ 心不全で出現する諸問題への対応

10 終末期の苦痛

循環器疾患患者が抱える終末期の苦痛の例

- 低心拍状態による身の置き所のない症状．
- 酸素投与で改善しない安静時の呼吸困難．
- 終末期せん妄による興奮やパニック状態．
- 死を間近に控えた孤独・不安・無力感・空虚感．

　2015年3月，厚生労働省は「終末期医療」という言葉から，「人生の最終段階における医療」という言葉へ切り替えを決定した．「終末期」と線引きすることは難しく，段階的に死へ向かう過程ということを含んだ表現と考えられる（本書では，一般的に認知されている「終末期」という表現を用いる）．超高齢化社会を迎え，終末期のみに特化した「ターミナルケア」だけでは十分でなく，そこに緩和ケアや意思決定支援，グリーフケアなどを含めた「エンド・オブ・ライフケア」という包括的な概念が近年提唱されている[1]．心不全では末期〜終末期にかけて，呼吸困難をはじめとしたさまざまな苦痛が出現する．多くの患者が，最期は苦しむことなく安らかに終焉を迎えたい，と希望する．苦痛体験は，それ自体で喪失体験につながり，本人はもとより周囲の家族に対しても心理的負担となり，生涯重荷を背負うことになりかねない．終末期の苦痛を緩和することが，質の高いエンド・オブ・ライフケアを実践するための基軸となることは疑いない．本項では，心不全終末期に出現する苦痛とその対応について概説したい．

心不全の終末期とは

　終末期とは，患者がもう助からない状態をいうが，公的な明確な定義はなく，どこからが終末期かは依然として曖昧である．全日本病院協会では，終末期を表1-17の3条件を満たす場合と定義している[2]．

表1-17 全日本病院協会による終末期の定義

1. 医師が客観的情報で治療に回復できないと判断
2. 患者・家族・医師・看護師などの関係者が納得
3. 関係者が死を予測し対応を検討

がんでは，一般的には予想される余命が3ヵ月以内程度の時期が終末期と認識されるが，余命からさかのぼってどのくらいの期間を終末期というかは，病気や病態によって異なる．心不全の場合，最期になっても回復する可能性を有することや，末期になっても予後予測が困難という特徴があり，終末期への移行を判断するのがとりわけ困難である[3]．2010年に日本循環器学会などの合同研究班が発表した「循環器疾患における末期医療に関する提言」では，循環器疾患の終末期を「妥当な医療の継続にもかかわらず，死が間近に迫っている状況を指し，その状態として，循環器疾患において脳機能の回復が困難な状態が考えられる」としているが[4]，脳機能は最後まで保たれることもあるため，心不全で必ずしもあてはまらない．患者側，医療者側のコンセンサスが得られる終末期への移行時期は，死の1週間程度前，臓器障害が進行し，ほぼベッド上で過ごす状態ではないかと思われる．

心不全終末期に出現する苦痛

心不全の終末期によく見られる症状は，心拍出低下やコントロール困難の肺うっ血によって起こる全身倦怠感および呼吸困難である．苦痛は甚大かつ難治性で，身の置き所がないと表現される場合もあり，のたうち回るような苦痛を訴える．また，全身の臓器障害からの脳機能低下や，上記の身体的苦痛も相まって，せん妄状態(終末期せん妄)になりやすい．せん妄は，興奮，混乱して徘徊や点滴の自己抜去をしたり，幻覚が見えて暴れたりする過活動型せん妄と，元気がない，無関心，動作緩慢といった症状を呈する低活動型せん妄，両者が混在する混合型せん妄がある．また，終末期では，意識低下により自分自身の唾液や痰を嚥下することができなくなり，結果として気道分泌が過剰になる死前喘鳴といわれる状態となる．

心不全終末期の苦痛への対応

呼吸困難は，塩酸モルヒネの投与で劇的に効果がある場合がある．終末期では嚥下機能が低下しており経口投与は難しく，通常，10 mg/日程度の持続静脈注射または持続皮下注射で開始する．しかし，終末期の苦痛はモルヒネ投与ではコントロールできないことも多い．その場合は，治療抵抗性の耐えがたい苦痛と判断し，鎮静薬投与(palliative sedation)を検討する．鎮静は，意図的に意識を低下させる治療であり，患者と家族とのコミュニケーションが維持できなくなる可能性もある．したがって，患者，家族の希望を基に，医療チームでカンファレンスを行い治療目標を設定した上で，初めは浅い鎮静または間欠的鎮静から開始する．浅鎮静では苦痛のコントロールが困難と判断される場合は，医学的判断を基に，患者，家族と相談して判断した上で深鎮静が行われる．鎮静薬として使用される薬剤としてはミダゾラム(ドルミカム®)が多いが，循環動態に与える影響が比較的少ないデクスメデトミジン(プレセデックス®)が使用されることもある．

心不全終末期の鎮静における倫理的問題

　鎮静は苦痛緩和を目的としているが，意識の低下やコミュニケーションできなくなったり，生命予後を短縮する可能性があるなどの好ましくない効果を持つ．また，積極的安楽死と連続した行為とみなす見解もあり，十分な倫理的妥当性を考慮した上で鎮静薬を投与するべきである．日本緩和医療学会による「苦痛緩和のための鎮静に関するガイドライン」によれば，①苦痛緩和を目的としている，②患者の意思表示（または推定意思）および家族の同意がある，③患者の状態を鑑みて，鎮静が最もふさわしい行為であると考えられる，の3条件を満たす場合，鎮静が妥当と考えられる[5]．患者の苦痛が耐えがたいか，患者や家族が鎮静を必要としているか，タイミングは適切か，鎮静の方法は適切かなどの判断は，主治医チームだけでせず，緩和ケアチームや施設の倫理委員会にコンサルトした上で開始することが望ましい[6]．また，鎮静開始後も，鎮静薬の効果や苦痛の評価を行い，治療目標を達成するための最小限の鎮静薬投与をするように修正することと，家族への十分な情報提供を怠らないようにする．

（菅野　康夫）

引用文献

1) K. K. キューブラほか編：エンドオブライフ・ケア　終末期の臨床指針．医学書院，2004．
2) 日本病院協会：終末期医療に関するガイドライン．Available from：〈http://www.ajha.or.jp/voice/request.html〉
3) Goodlin SJ：Palliative care in congestive heart failure. J Am Coll Cardiol, 54：386-396, 2009.
4) 日本循環器学会ほか：循環器疾患における末期医療に関する提言．Available from：〈http://www.j-circ.or.jp/guideline/index.htm〉
5) 日本緩和医療学会：苦痛緩和のための鎮静に関するガイドライン（2010年版）．Available at：〈https://www.jspm.ne.jp/guidelines/sedation/2010/index.php〉
6) 厚生労働省：終末期医療の決定のプロセスに関するガイドライン．Available from：〈http://www.mhlw.go.jp/shingi/2007/05/s0521-11.html〉

③ 心不全で出現する諸問題への対応

11 社会的苦痛

循環器疾患患者が訴える社会的苦痛の例

- 在宅酸素（HOT）や適応補助換気（ASV）など高額な医療費負担が生じるが，公費に該当しない．
- 心不全の増悪を防ぐために塩分制限食などの調整食が必要だが，独り暮らしで今までも調理を行っておらず，宅配食かヘルパーの調理支援が必要となるが経済的な余裕もなく，また他人に家に入られたくない．
- 心不全による入退院を繰り返しているが，同居の家族の協力は経済的にも見守りとしても得られない．本人は経済的不安があるため，介護サービスを増やすことを躊躇している．
- 認知症の夫と二人暮らしで二人とも介護サービスの利用はしているが，本人は夫の面倒をみないといけないことが心負荷になり，心不全による入退院を繰り返している．
- VAD植え込みのため，24時間，近い距離に介護人（家族）が必要となる．本人は家族にずっと付いていてもらわないといけない申し訳なさと精神的負担があり，介護人も，立場は違うがずっと付いていないといけないという同様の負担がある．また，職場に協力者（介護人）が現れ仕事に復帰ができる患者もいるが，退職を余儀なくされる患者もいる．

　イギリスのセント・クリストファー・ホスピスを創立したシシリー・ソンダースが提唱したトータルペインの構成概念の一つに，社会的苦痛が挙げられている．病に罹患すると，身体的，精神的な苦痛だけでなく経済的問題，仕事上の問題，家庭内の問題，人間関係などに問題が生じ苦悩するということである．その内容はいずれも関連しており，厳密に切り分けることは難しい．そして内容も多岐にわたるが，ここでは心不全患者に対して行う支援として比較的多いものに焦点をあてて説明する．

主な相談内容

▶ 経済的な問題

　医療費，および生活費における諸問題を指す．心不全は疾患の特殊性から高額な治療薬の使用や医療ケアが必要な場合も多く，医療費の負担が大きい．また，次第に重篤化する病状の性質から今までと同様には仕事ができなくなり，部署異動や進退に関する問題が生じることもある．

▶ 退院支援における問題

　心不全患者の中には繰り返し入院する患者が少なくない．そこには本人や家族の病状認識が不十分であることや，近年独り暮らしや高齢者のみの世帯が増え，家族のサポートが得られない，社会資源の未導入など複数の課題が存在する．

アセスメント

　支援を行っていく上で最も適した問題解決方法を探るために，患者・家族の取り巻く状況を多面的かつ統合的に評価する必要がある．

　ヘプワースとラルセンによれば，アセスメントとは重要なデータの収集，分析・統合であり，この統合への過程は①クライエントの発達段階に即した課題（老いの受け入れなど）および人生の転換期での適応に伴うストレッサーを考慮に入れた上でのクライエントの問題の特徴，②クライエントおよびクライエントにとって重要な役割を果たす家族などのもつコーピングの力（強さ，技術のみでなく，限界や欠陥などを含む），③クライエントの問題に関連しているシステム（コミュニティなど）とクライエントの間の互恵的関係の特徴，④問題の解決や緩和に必要で，かつ現存している資源，⑤問題を解決しようとするクライエントの動機づけ，の5つの局面を包括するものである，と述べている．

▶ 患者・家族からの情報収集

　支援する内容に即した情報の収集を行う．例えば退院支援であれば本人・家族の意向，病状理解の程度，入院前ADL，サービス利用状況，自宅環境などの情報を収集する．

▶ 役所や保健所，在宅サービス提供者からの情報収集

　本人，家族の了解を得て，必要に応じて役所での制度の申請状況やサービス提供者側から見た本人，家族の状況・関係性などの情報を収集する．

▶ 医療スタッフ（医師，看護師，薬剤師，リハビリテーションスタッフ，栄養士など）からの情報収集・カンファレンス

　病状，回復の見通し，本人・家族の病状理解の程度，コーピング力，退院に向けての注意点などの情報を収集する．2016年度から退院支援看護師が病棟ごとに配置され，介入が必要な事例の退院支援計画を入院早期の段階で立案している．必要に応じてその退院支援看護師と連携をとり，また多職種カンファレンスでは情報の共有と必要な支援内容の検討を行う．

介入

　エンパワメントの観点からまず情報提供を行い，本人，家族が自身でできることは行ってもらう．その上で不都合なこと，遂行困難なことがあれば介入する．

経済的支援

利用可能と考えられる制度の説明，手続きの案内，支援を行う．医療費の軽減として紹介する主な制度としては，高額療養費(限度額適用認定証)，指定難病医療，身体障害者手帳による助成(障害者医療)などがある．給付制度として主なものは傷病手当，障害年金，雇用保険などがある．特に障害年金の申請は資料の準備も煩雑であり，支援が必要となることが多い．諸制度を検討しても解決できない場合は，生活困窮者自立支援法，生活保護法などを案内する．元の職場への復帰が困難と思われる場合でも退職は最終の選択肢とし，できる限り部署異動などで残ることができるよう相談してもらい，可能であれば身体障害者手帳などを取得し障害者雇用枠での勤務継続ができないか提案する．

また，求職に向けてはハローワークの相談窓口や地域障害者福祉センター，職業能力開発校，職業訓練校などの紹介を行う．

退院に向けての支援

公的な在宅サービスとして，介護保険と障害者総合支援法がある．65歳以上で支援が必要な人は，原則介護保険を利用することになる．40歳以上64歳以下で介護保険が定めている特定疾病に該当する人も，介護保険を利用することになる．特定疾病に該当がなければ，障害者手帳や難病医療の人対象の障害者総合支援法のサービスを利用することになる．心不全のように内部疾患の患者は外見では理解してもらいにくい面があり，申請手続きの一環である患者本人との面談(認定調査)の情報では伝わりにくい病状の特性を，医師の意見書で補うことが大切になる．

サービスの導入については，本人・家族の意向を確認し，在宅サービスの調整担当者であるケアマネジャーなどと連携しながら調整を進めていく．このとき，本人と家族の意向が異なる場合があり，双方の調整が必要になることもある．また，必要に応じてカンファレンスの場を設定し，本人，家族，ケアマネジャー，訪問看護師，ヘルパー，訪問診療医，医療機関側の医師，看護師，薬剤師，リハビリテーションスタッフなどに参加してもらい，再発予防のために必要な情報の共有を行うとともに，実際に自宅での療養生活を想定し，実行可能な環境調整について検討することが重要になる．

介護サービスの導入を好意的にとらえる患者ばかりではなく，経済的な問題や他人に家に入ってもらいたくないといった理由からサービスの導入を躊躇する患者も少なくない．病状を理解してもらった上で，なお導入を望まない患者については，その思いや意向も尊重しながら関わりを続けていく．また，本人の了解を得られる範囲で，できるだけ地域につなぐようにし，本人にも困った時の相談窓口を明確にしておく．

(榎本 佳代子)

引用文献

1) Hepworth DH, et al : Direct Social Work Practice. 4th edition, Brooks/Cole Publishing, 1993.

3 心不全で出現する諸問題への対応

12 倫理的問題

循環器疾患患者に関わる倫理的問題の例

- 延命治療に対する患者と家族間の価値観の対立がある（患者は延命治療を望んでいないが，家族は延命治療を希望する）．
- 家族が患者の心理的負担を懸念して，予後を伝えることを拒む．
- 苦痛緩和の選択肢の提示が適切な時期に提示されず，症状緩和のタイミングが遅れる．
- 患者は自宅退院を希望するが，家族が不安や介護力を理由に拒んでいる．
- カテコラミン離脱困難などの心不全治療に依存している患者の外出希望を叶えるかどうか判断に迷う．

慢性心不全における緩和ケアで起こり得る倫理的問題

　看護実践における倫理的問題は，「終末期医療に関する問題」，「患者ケアに関する問題」，「患者の権利に関する問題」の3つの構成概念から成り立っている[1]．心不全患者の緩和ケアを提供する際に高頻度で生じる問題においても，「延命治療の中止，差し控えをどうするか」といった終末期医療に関する問題，「QOLを尊重したケアをしたいが周囲の状況に阻まれて実現できない」といった患者ケアの問題，「患者の苦痛が十分に緩和されていない」，「治療や予後に関する情報が知らされないまま最期を迎える」といった患者の権利に関する問題が多く生じている．終末期医療は，救命が患者にとっての最善の利益とは言えず，患者・家族の価値観やQOLを重視した観点から何が最善の利益であるかを倫理的視点で検討することが重要である．

　この倫理的問題は，関係者間の価値観が対立することが多く，倫理的ジレンマや葛藤をきたし，医療者は苦悩に陥る．そのため，緩和ケアに携わる医療者は，患者の最善の利益（best interest）の実現に向けて，倫理的問題を同定・判断し，倫理的問題を解決するために必要な基本的な知識を習得し，関係する職種と調整を図り問題解決する能力が重要であると考える．

　本項では，終末期医療を取り扱う緩和ケアにおいて，倫理的問題を取り扱う際の基本的な考え方と倫理的問題の対応について，私見を含めて述べたいと思う．

倫理的問題を取り扱う際の基本的な考え方

まず，倫理的問題を取り扱う際の基本的な考え方を以下に示す[2]．これらは終末期に関する倫理的問題の感受性を高め，倫理的問題を同定するうえで根底になるものであり，念頭に置いておくことが大切である．

1. 医療は，患者の最善の利益のために行うべきである．患者の利益が第一の目的であり，その他の目的の優先順位は低い．
2. 医療的介入の良し悪しの結果は，生存期間など統計的な数値の改善からだけで判定すべきではない．患者が人格を持った個人として医療に満足したのか，十分に利益を享受できたのか，患者の主観的なQOLが向上したかという観点から振り返って評価する必要がある．
3. 医療は複雑な人間関係の中で行われるが，主たる対象は患者個人である．患者は独立した個人として処遇されるべきである．
4. 点滴1本，内服薬1個でも患者の心身に影響を与える．病棟でのルーチン検査やケアでさえ患者の人生を左右する．医療の侵襲性は大きい．

倫理的問題の対応

倫理的問題を判断し解決していくためには，医療倫理原則に基づいて必要な情報を収集して整理し，倫理的問題を同定していく．倫理的問題のほとんどで倫理原則同士の対立が生じているため，ある倫理的問題を解決しようとすると対立している倫理原則が脅かされ，別の倫理的問題をきたすことが多くある．したがって，倫理的問題の分析においては，倫理原則どうしの対立軸を見極め，何が患者にとっての最善の利益になるのか多職種で合意形成し，対立軸を解消すべく最善の方法を検討することが重要である．医療倫理原則には，善行・無害，自律，正義があるが，倫理原則を知っているだけでは，情報収集から問題分析，対策を検討することは難しい．そのため筆者は，倫理的問題に関する必要な情報収集がしやすく，対立軸が見出しやすいJonsenの臨床倫理検討シート（4分割表）[3]を用いて倫理的問題について検討しているので紹介する．

Jonsenの臨床倫理検討シートは，表1-18のように，倫理原則を基に構成された医学的適応，患者の意向，周囲の状況，QOLの4つの項目ごとに必要な情報を整理し，問題点と対立軸を分析し，患者の最善の利益を実現でき対立軸を解消するための最善の対策は何かを多職種で検討し，合意形成していく．臨床現場で4分割表を用いる際に陥りがちなのは，4分割表を埋めて満足してしまうことである．倫理的意思決定を行う際には，必要な情報を集めていなければ，倫理的正当性（なぜそれが正しいと言えるのか）は保証されない．倫理的正当性を導くために4分割表に挙げられている必要な情報を収集し，その後の分析と対策につなげるという目的意

表1-18 Jonsenの臨床倫理検討シート

医学的適応（Medical Indications）
　善行と無危害の原則
　1. 患者の医学的な問題点は何か？
　　　病歴は？　診断は？　予後は？
　2. 急性か，慢性か，重体か，救急か？
　3. 治療の目標は何か？
　4. 治療が成功する確率は？
　5. 治療が奏功しない場合の計画は何か？
　6. 要約すると，この患者が医学的および看護的ケアからどのくらい利益を得られるか？　また，どのように害を避けることができるか？

QOL（Quality of Life）
　善行と無危害と自律性尊重の原則
　1. 治療した場合，あるいはしなかった場合に，通常の生活に復帰できる見込みはどの程度か？
　2. 治療が成功した場合，患者にとって身体的，精神的，社会的に失うものは何か？
　3. 医療者による患者のQOL評価に偏見を抱かせる要因はあるか？
　4. 患者の現在の状態と予想される将来像は延命が望ましくないと判断されるかもしれない状態か？
　5. 治療をやめる計画やその倫理的根拠はあるか？
　6. 緩和ケアの計画はあるか？

患者の意向（Patient Preferences）
　自律性尊重の原則
　1. 患者には精神的判断能力と法的対応能力があるか？　能力がないという証拠はあるか？
　2. 対応能力がある場合，患者は治療への意向についてどう言っているか？
　3. 患者は利益とリスクについて知らされ，それを理解し，同意しているか？
　4. 判断能力がない場合，適切な代理人は誰か？　その代理人は意思決定に関して適切な基準を用いているか？
　5. 患者は以前に意向を示したことがあるか？　事前指示はあるか？
　6. 患者は治療に非協力的か，または協力できない状態か？　その場合，なぜか？
　7. 要約すると，患者の選択権は倫理・法律上，最大限に尊重されているか？

周囲の状況（Contextual Features）
　忠実義務と公正の原則
　1. 治療に関する決定に影響する家族の要因はあるか？
　2. 治療に関する決定に影響する医療者側（医師・看護師）の要因はあるか？
　3. 財政的・経済的要因はあるか？
　4. 宗教的・文化的要因はあるか？
　5. 守秘義務を制限する要因はあるか？
　6. 資源配分の問題はあるか？
　7. 治療に関する決定にどのように影響するか？
　8. 臨床研究や教育は関係しているか？
　9. 医療者や施設側で利害対立はあるか？

（赤林　朗ほか監訳：臨床倫理学 第5版，新興医学出版社，2006より転載）

識をもって検討にあたることが大切である．

　分析のポイントは，①医学的適応で病期と予後，治療の選択肢の妥当性を検証し，②選択肢に関する患者の意向は何か，ずれはないか，③意向を叶えるための周囲の状況は整っているか，④その結果として患者のQOLはどうなるのか，という流れで思考すると，どの部分の対策を整えればよいか見えやすくなり，対策立案がスムーズになると思う．

　Jonsenの臨床倫理検討シートの視点で，筆者が心不全における倫理的意思決定を行う際に必要と考える情報収集項目の視点を4分割の項目ごとに整理したので，参考にしていただきたい（表1-19）．

　倫理的問題に必要な情報収集は，医師だけで完結することは困難であるため，多職種間で情

表 1-19 心不全における倫理的意思決定を行う際に，特に必要と考えられる情報収集項目

1. 医学的適応
   心不全の Stage 分類（病期），推定される予後，現在行われている治療，考えられる治療の選択肢と選択肢のメリット・デメリット
2. QOL
   対策を行うことでの患者にとっての身体，心理・社会，スピリチュアルな苦痛の程度，患者の望むゴールの達成状況，QOLを改善するための緩和ケアの計画が立てられているか
3. 患者の意向
   患者の意思決定能力，病状の認識（進行性疾患であることの理解と病期の認識）の程度，選択肢の提示の有無と理解状況，患者が望む治療と避けたい治療，望む療養場所，代理意思決定者，推定意思や事前指示の有無（意思決定能力がない場合）
4. 周囲の状況
   家族や医療者の意向が患者の決定に与える影響，経済的問題，患者を支える社会資源の状況（家族の介護力，介護保険の認定状況，希望する療養施設があるかなど），関連するガイドラインや病院・施設の規程やマニュアルの体制整備

報を出し合い，議論することが重要である．また，倫理的意思決定においては，個人の価値観で物事を判断してしまうリスクが伴い，議論に「思いやり」，「共感」，「怒り」といった感情が混ざりやすいことが特徴である．さらに，ある項目を解決するための対策が，他の倫理的問題を引き起こしてしまう（倫理原則を脅かす）こともあるため，全体としての倫理的問題が解決しないと感じることも多々ある．だからこそ，分析・対策立案においては，優先順位を考えながらも，対立軸が解消できバランスをとることができる方略が何なのかを，多職種で丁寧に議論し合意形成を行うことが重要となる．

当院緩和ケアチームの倫理的問題に対する対応

当院での緩和ケアチームの倫理的問題に対する対応については，緩和ケアチームメンバーはコンサルタントとして機能していることが多いため，情報不足が生じやすいことが問題となる．そのため，倫理的問題に対する対策を話し合う際には，主治医チームとの情報共有を密に行い，倫理的意思決定に関する情報不足を解消し，その上で倫理的問題の明確化と対策について，主治医チームと共にディスカッションして決定していくプロセスをとっている．そのプロセスにおいて，緩和ケアチームのメンバーは，倫理的問題解決のための舵取りをしていく役割を担っている．舵取りをするためには，関係者が倫理的問題解決のプロセスを理解し，情報の整理や議論の方向性が描けるようにファシリテーターの役割を担うことが重要である．そして，関係者の意見をよく聞き尊重した上で，患者にとって最善の利益となるように調整することが重要である．このプロセスをたどることは，主治医チームの重圧や重荷を回避し，関係者のジレンマを緩和する上でも重要な支援となる．

今後は，高齢多死社会の到来とともに，患者にとっての最善の利益が何なのか，ますます混沌とし，ジレンマをきたすことも多くなってくると考える．今こそ，緩和ケアチームあるいは

倫理コンサルテーションチームなどの諸問機関と主治医チームが連携を取り，倫理的問題を検討できる風土作りを目指して，専門職1人1人が自覚して行動していくことが必要である．

(髙田 弥寿子)

|| 引用文献
 1) 岩本幹子ほか：大学病院において看護師が体験する倫理的問題. 日本看護学教育学会誌, 16：1-12, 2006.
 2) 重症疾患の診療倫理指針ワーキンググループ：重症疾患の診療倫理指針. 医療文化社, 2006.
 3) 赤林　朗ほか監訳：臨床倫理学　第5版. 新興医学出版社, 2006.

第2章

チームアプローチで行う
心不全緩和ケア

① │苦痛に対するマネジメント│

1 呼吸困難

 重症心不全終末期において，呼吸困難を訴える患者

　54歳男性．42歳で心不全初回入院となり，拡張型心筋症（DCM）と診断されている．以後，薬物治療に加え心臓再同期療法（CRT）を施行するも，頻回に心不全入院を繰り返している．今回も心不全増悪で入院し，現在カテコラミンおよび強心薬〔ミルリノン（ミルリーラ®）〕を持続投与しているが，減量すると循環動態を保てない状態である．心移植登録・人工心臓装着が望ましいと判断されたが，1年前に膀胱癌の切除術を施行しており，「悪性腫瘍根治術後，5年間再発がないことを確認する」という心移植適応基準をクリアできず，結局心移植登録・人工心臓装着を行えていない．徐々に尿量が低下し，呼吸困難を訴えることが多くなってきており，モルヒネの使用を開始している．

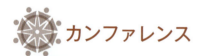

　残された時間を大切に過ごすために，今抱えている呼吸困難症状に対し，本人・家族の希望に沿った苦痛緩和を行うにはどうしたら良いでしょうか．

緩和ケアチーム医師
「現在の身体的苦痛はどのような状況ですか？」

主治医
「間欠的に呼吸困難を訴えていた頃はモルヒネ内服で対応しておりましたが，現在は呼吸困難の訴えが頻回であるため，経静脈的にモルヒネを持続投与しています．日中は家族と会話ができるくらいの意識レベルを保ちたいとの希望があるため，眠気が強くならないように投与量は少なめです．」

緩和ケアチーム医師
「モルヒネ持続投与で，現在呼吸困難は軽減できているようですね．日中は家族と過ごす時間を確保したいという希望があります．今後，呼吸困難を訴える場合にモルヒネ増量以外で呼吸困難を軽減する方法を検討してみましょう．」

👤 緩和ケアチーム看護師
「うちわや扇風機などで風を顔に送るだけでも呼吸が楽になるとおっしゃる方もいるので，ご家族がいる時はお願いするのも有効だと思います．また，精神的不安から呼吸困難を訴えることもあるため，病室に1人でいる時などはナースコールを手元に置き，コールがあればすぐに駆け付けると伝え安心してもらうことも有効です．」

👤 緩和ケアチーム医師
「呼吸法などで有効なものはありますか？」

👤 緩和ケアチーム理学療法士
「呼吸リハビリとして腹式呼吸や口すぼめ呼吸などの方法もありますが，呼吸困難が強い場合はかえって助長することもあります．この方の場合は，楽に呼吸ができる姿勢を確保することや徒手による呼気のサポートなどが有効だと思います．」

👤 主治医
「分かりました．試してみます．」

👤 緩和ケアチーム医師
「予後はどれくらいと考えていますか？」

👤 主治医
「ここ数日尿量が少なくなっており，強心薬と利尿薬の効果も乏しいので，あと1週間が限度だと思います．呼吸困難が増悪する場合は，本人・家族ともに苦痛緩和目的の鎮静を希望していますが，その場合の鎮静薬の使い方を教えてください．」

👤 緩和ケアチーム薬剤師
「まずは浅い鎮静を目的としたデクスメデトミジン（プレセデックス®）持続投与はいかがでしょうか．呼吸抑制が少なく，呼びかけに反応する程度の浅い鎮静なので，家族との時間を過ごしたいという現状に合っていると思います．しかし，デクスメデトミジンでは鎮静の効果が不十分となることも少なくないので，その際はミダゾラム（ドルミカム®）に切り替える必要があります．」

👤 緩和ケアチーム心理療法士
「鎮静を始めると，家族と過ごせる時間が少なくなりますので，心理的サポートも大事になります．」

👤 緩和ケアチーム医師
「経過に応じて適宜サポートできるよう，今後も継続的に介入していきます．」

患者に対する各職種のアプローチ

医師
- 心不全に対する治療が十分に行われているか確認する．
- モルヒネ使用開始や，鎮静薬を併用する時期を検討する．

看護師
- 環境を調整するだけでも呼吸困難が改善することがあり，工夫できることがないか確認する．
- モルヒネや鎮静薬を使用する場合，患者・家族が希望する鎮静の程度になっているか，定期的に評価する．

薬剤師
- モルヒネを使用する場合，副作用である消化器症状の対策が行われているかチェックする．

心理療法士
- 患者・家族が現時点で尊重していることを把握し，心理面におけるアドバイスを行う．また，その内容を多職種で共有できるようにする．
- 患者が深い鎮静の状態であれば，残された家族への心理的サポートも行う．

理学療法士
- 呼吸器リハビリテーションのテクニックが有効であれば，活用する．
- 尊厳維持のためADLの自立（排泄や歩行）を希望する患者に対しては，呼吸状態をみながら可能な範囲でサポートする．

患者マネジメントのポイント

患者・家族の要望に応じた対応ができるよう心掛ける

　呼吸困難は誰もが改善したいと考える苦痛症状ではあるが，その対応方法は患者・家族の価値観によってさまざまである．例えば，多少の呼吸困難は許容し，残された時間を少しでも家族と過ごしたい場合は，眠気が強くならないように日中のモルヒネ投与量を少なくする．最期まで尊厳を保ちたいとのことで，できるだけ自己での排泄を希望される場合は，周囲の環境を整える必要がある（実際に，死去数日前までトイレ歩行が可能であった患者もいる）．逆に，少しでも呼吸困難や不安を感じたくない場合は，やや深い鎮静にする方が良いだろう．このような要望は，同じ患者であっても病状・時期によって変化するので，常に患者もしくは家族とコミュニケーションをとれるよう心掛ける必要がある．重症心不全患者における治療方針の意

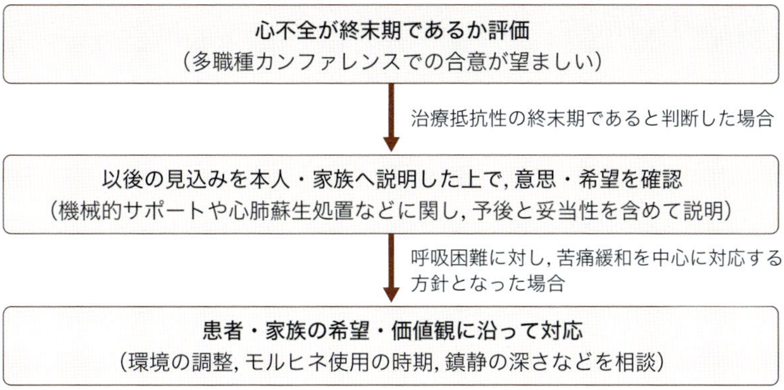

```
┌─────────────────────────────────────┐
│   心不全が終末期であるか評価        │
│ (多職種カンファレンスでの合意が望ましい) │
└─────────────────────────────────────┘
            │ 治療抵抗性の終末期であると判断した場合
            ▼
┌─────────────────────────────────────┐
│ 以後の見込みを本人・家族へ説明した上で，意思・希望を確認 │
│ (機械的サポートや心肺蘇生処置などに関し，予後と妥当性を含めて説明) │
└─────────────────────────────────────┘
            │ 呼吸困難に対し，苦痛緩和を中心に対応する方針となった場合
            ▼
┌─────────────────────────────────────┐
│     患者・家族の希望・価値観に沿って対応       │
│ (環境の調整，モルヒネ使用の時期，鎮静の深さなどを相談) │
└─────────────────────────────────────┘
```

図2-1 心不全終末期の呼吸困難への対応の流れ
患者の状態・時期によって不安や心配する内容に変化がみられるため，常に患者もしくは家族とコミュニケーションをとれるよう心掛ける．

思決定は，医療従事者と患者本人・家族が共同で行うことが勧められており[1]，これは終末期においても継続して行う必要がある．心不全終末期の呼吸困難への対応の流れを図2-1に示す．

呼吸困難への対応に関する方針は早めに決定しておく

　心不全患者では，終末期の治療方針に関する話し合いが先延ばしにされる傾向にある[2]．しかし，呼吸困難が増悪しているときは，本人・家族ともに冷静な自己決定ができないことが多い．特に，機械的サポート（人工呼吸器管理やCHDF導入）を行うか確認しておかなければ，導入によって一時的に救命はできたとしても，以降は本人・家族の望んでいない想定外の経過をたどる可能性もある．呼吸困難増悪前の早い段階で終末期の治療方針を決定できるよう，当院では心不全増悪で頻回入院する患者を対象に，緩和ケアチームが早期に介入・サポートできるようなシステムの構築を検討している．

〔渡慶次 竜生，菅野 康夫〕

引用文献

1) Allen LA, et al：Decision making in advanced heart failure：a scientific statement from the American Heart Association. Circulation, 125：1928-1952, 2012.
2) Murray SA, et al：Dying of lung cancer or cardiac failure：prospective qualitative interview study of patients and their carers in the community. Brit Med J, 325：929, 2002.

① 苦痛に対するマネジメント

2 食欲不振

症例 LOS症状，腰痛，抑うつなどを原因に食欲不振を認める患者

　85歳男性．虚血性心疾患による低左室機能と高度腎機能障害を背景にしたうっ血性心不全の増悪により入退院を繰り返している．今回，労作時の倦怠感が強くなったため受診したところ，心機能はLVEFが16％と低く，腎機能も増悪傾向を認めた．低心拍出量症候群（LOS）が疑われる状態で，心不全加療目的に再入院となった．入院後，LOS症状に加え，腰痛や抑うつ症状が出現し，食欲不振を認めるようになった．

カンファレンス

　末期心不全・腎不全の患者で，腰痛などの身体的苦痛に加え，病状の悪化に対する不安感から抑うつ症状も認めており，食欲不振に陥っている様子です．この場合，どのような介入をすべきでしょうか？

緩和ケアチーム医師
「まず，現在の治療状況と緩和ケアチームへの相談内容を教えてください．」

主治医
「入院時よりドブタミン（ドブトレックス®）3γを開始したところ，倦怠感は改善し食事摂取も良好でした．1ヵ月ほど前から腰痛が出現し，フェンタニル経皮吸収製剤（デュロテップ®MTパッチ）開始によりある程度コントロールはできていましたが，臀部の褥瘡出現を契機に不安定になってきている印象です．また，ここ最近，尿毒症によると思われる羽ばたき振戦を認めるようになり，字がうまく書けないことに不安を感じ，抑うつ傾向になっています．今回，疼痛コントロールと抑うつ症状，さらにそれに伴う食欲不振に対し介入をお願いしたいと思います．」

緩和ケアチーム看護師
「病棟看護師からみて，どのような問題がありますか？」

病棟看護師
「もともとしっかりとした性格の方で，意思疎通も問題ないですが，振戦により字がうまく書けなくなり，徐々に自分の思うとおりにいかなくなってきていることに対する不安感

が強い様子です．臀部に褥瘡もできており，腰痛の訴えも不安定な状態です．痛みと不安感から食事摂取にもムラがみられるようになってきています．また，日中の覚醒がやや不良で，誤嚥のリスクがないか心配です．」

主治医
「日中の覚醒不良については，フェンタニルによる過鎮静の可能性を考えています．ある程度疼痛コントロールができている状態であれば，フェンタニルの減量は可能でしょうか？」

緩和ケアチーム薬剤師
「そうですね．フェンタニルを漸減し，痛みの評価を行いながら調整していくのが良いかもしれません．現在，フェンタニル経皮吸収製剤 8.4 mg を3日間で使用されていますので，まずは約30％減の 6.3 mg を3日間に減量し，1～3日目に疼痛および意識状態の評価を行ってみてはいかがでしょう．痛みが強い際には，フェンタニル注射液やモルヒネ塩酸塩錠をレスキューで使用するのも一法かと思われます．」

緩和ケアチーム医師
「フェンタニル注射液やモルヒネの使用を開始される際には，投与量などについて再度ご相談ください．あと，字が思うように書けないことに対して，リハビリの介入はいかがですか？」

緩和ケアチーム理学療法士
「グーパー運動や指折り動作などの手指運動，書字訓練などの上肢機能訓練を既に開始しています．また，下肢・腰部のストレッチやマッサージ，起き上がり，端座位での足踏み運動といった訓練も行っていますが，ここ最近は動作時に腰部痛を訴えたり苦悶様表情を浮かべたりすることが多くなっている印象です．」

緩和ケアチーム医師
「やはり疼痛コントロールが重要になりますね．あと，食欲不振による摂食量低下を認めているようですが，食事内容の調整は可能ですか？誤嚥のリスクも心配される状況のようなので，形態調整も必要かもしれませんね．」

緩和ケアチーム栄養士
「食事摂取時に時折むせているようです．主治医と相談し，まずはムース形態状の嚥下食を試していただくことになりました．ただし，この方は高度腎機能障害を背景に持つため，付加食品のゼリーの種類を調整することで，タンパク質を減量した食事内容で提供しています．」

病棟看護師
「その後，しばらくは嚥下食を良好に摂取されていたのですが，ここ最近，魚を食べると吐き気がするとおっしゃっています．また，食事を見るのも苦痛だという発言が出てくるなど，抑うつ症状が強くなってきている気がします．」

緩和ケアチーム栄養士
「食事内容については，嚥下食で魚を除いた食事を一度試していただきましょう．それでも摂取が進まないようであれば，ボリューム感での苦痛を取り除くため，お粥やおかずの量を減らし，補助食品で栄養を補っていただくような食事内容を検討しましょう．」

👤 主治医
「ぜひお願いします．食べられるものから少しずつ量を増やしていければと考えています．」

👤 緩和ケアチーム医師
「抑うつ症状に対して有効な薬剤はありますか？」

👤 緩和ケアチーム薬剤師
「抗うつ薬であるミルタザピン（リフレックス®）の開始はいかがでしょう？ 7.5 mg/日から開始し，許容性があれば15 mg/日への増量を提案します．」

👤 緩和ケアチーム医師
「では，腰痛や抑うつ症状に対しては薬剤調整を開始し，同時に摂食量が少しでも増えるよう食事対応も行っていきましょう．」

患者に対する各職種のアプローチ

医師
- 原疾患を治療する．
- 治療の方針や目標について患者・家族へ説明し，理解を共有する．
- 不安を傾聴し，必要に応じて専門職種へのコンサルトを検討する（薬剤，栄養，リハビリテーション，心理サポートなど）．

看護師
- 不安を傾聴する．
- 夜間眠れているか，日中の覚醒状況はどうかなどを確認する．
- 腰痛や褥瘡による痛みの評価を行う．
- 腰痛や褥瘡の痛みを軽減するための体位保持やケアを適切に行う．
- 食事の摂取状況，誤嚥のリスクを確認する．

薬剤師
- 麻薬性鎮痛薬による薬物療法を医師と検討する．
- 抗うつ薬による薬物療法を医師と検討する．
- 食欲不振の原因として嘔気などの症状があれば，薬剤導入について医師と検討する．

> 🔊 **栄養士**
>
> - 嚥下機能に応じた食形態を医師と検討する．
> - 摂取不良の原因（においや嘔気など）を考慮した食事調整を行う．
> - 必要栄養量と摂取栄養量を確認し，摂取が不足するようであれば，症状・嗜好を考慮した栄養補助食品の付加を検討する．
> - 栄養状態の低下がないか継続的に評価を行い，必要に応じて栄養投与内容について検討する（経口摂取が不足する場合は，経腸栄養や静脈栄養の使用も視野に入れ主治医と検討する）．

患者マネジメントのポイント

食欲不振の原因へのアプローチと，適切な食事対応を併行して行う

　本症例では，心不全増悪によるLOS症状や，腰痛，抑うつ症状の出現といった食欲不振を招く因子が多数重なっていたため，まずは食欲不振の原因となったこれら各症状に対するアプローチが必須となる．疼痛コントロールや抑うつ症状の改善に対しては薬物療法がメインとなるが，適切な薬剤を選択するためには，正確な痛みの評価（場所，強さ，頻度など）や抑うつ症状の精査が重要となる．主治医や看護師での評価が困難な場合は心理療法士の介入も検討する必要がある．

　そして，食欲不振に対しては，症状の変化（悪化または改善）に応じた食事内容の調整（形態，補助食品，経腸栄養，静脈栄養など）を継続的に行っていく必要がある．食事対応を薬物療法と併行して行い，多方面から同時にアプローチすることで，QOLの早期改善が期待できる．

〈佐藤 友紀〉

① 苦痛に対するマネジメント

3 倦怠感

症例　強い倦怠感を訴える末期重症心不全の患者

　54歳男性．拡張型心筋症（DCM）による重症心不全の患者．42歳時にDCMと診断され，47歳時に低心機能に伴った心室性不整脈のためCRT-Dを行っている．仕事はデスクワークが中心であり，自宅では高齢の母，妻（キーパーソン），成人した長女と同居していた．これまでにも心不全増悪を繰り返し，今回もまた心不全増悪のため当院へ入院となった．

　入院後に施行した心臓カテーテル検査では，肺動脈楔入圧33 mmHg，平均肺動脈圧40 mmHg，右房圧15 mmHg，心係数1.07 L/分/m^2，平均体血圧68 mmHgと著しい肺高血圧と低心拍出状態であり，また肝機能および腎機能低下も伴っていたために強心薬を開始した．心臓移植適応も検討したが，53歳時に泌尿器系悪性腫瘍に対する手術をしており，悪性腫瘍の根治が確認できていないため，今回入院中での心臓移植適応は見送られた．その後，強心薬〔ドブタミン（ドブトレックス®），ドパミン（イノバン®），ノルアドレナリン〕の増量にもかかわらず，全身倦怠感と食欲不振が継続し，緩和ケアチームへ症状緩和および意思決定支援について相談依頼となった．

カンファレンス

　重症心不全に伴い出現する全身倦怠感と思われます．どのように評価・対応すべきでしょうか？

👤 緩和ケアチーム医師
「現在の患者状態と今後の見通しを教えてください．」

👤 主治医
「強心薬減量の目処は立たず，心不全としては臓器障害も伴い末期状態です．著しい全身倦怠感を訴えており，栄養状態も悪く，カテーテル感染症も併発しています．」

👤 緩和ケアチーム栄養士
「アルブミン値2.9 g/dL，コリンエステラーゼ値111 U/mLと栄養状態も悪く，倦怠感に影響を及ぼしている可能性もあります．患者は，咀嚼するだけでも辛いと訴えており，高カロリー輸液と栄養補助食品に加え，口当たりの良いゼリー，ヨーグルト，プリンなどを追加することにしました．」

3 倦怠感

👤 緩和ケアチーム心理療法士
「患者の話では，『長期入院に伴う経済的負担，社会的不安，そして家族，仕事をどうするか』という不安を抱えており，現状を冷静に客観視できています．一方では，突然死や急変についても話され，自暴自棄的な一面も持っています．心不全に伴う倦怠感は精神的側面にも大きく影響すると言われているので，少しでも不安を解消し，精神的苦痛から解放してあげることが望ましいと思います．医療ソーシャルワーカー（MSW）の介入も必要と思いますし，家族の意向も傾聴することが重要と思います．」

👤 緩和ケアチーム医師
「全身倦怠感の改善には，現在の心不全状態のコントロールができれば一番ですが，既に薬物療法は限界であり医学的にはモルヒネの使用を検討していきましょう．経口摂取できるようであればモルヒネ内服2.5〜5.0 mg/日から，経口摂取が難しいようであればモルヒネ持続静注2.5〜5.0 mg/日から開始してはいかがでしょうか．気分的な落ち込みが目立つようであれば，十全大補湯や補中益気湯などの漢方薬や，ミルタザピン（リフレックス®）やエチゾラム（デパス®）などの抗不安薬の投与も有効かもしれません．」

👤 主治医
「心不全については，強心薬も増量傾向ですが，感染コントロールが得られれば，多少は改善の見込みがあるかもしれません．今後は面談を重ねながら，モルヒネと抗不安薬を併用して様子を見ていこうと思います．」

―― モルヒネ5.0 mg/日の持続静注と，エチゾラム0.5 mg/日を開始し，2週間が経過した．

👤 緩和ケアチーム看護師
「エチゾラム内服によって入眠が得られているようですし，倦怠感は少し改善しており，身体的苦痛は軽減しています．また，心臓移植が非適応であったことが非常にショックであったなど精神的苦痛を感じ，意思決定にも影響を与えていましたが，一番のストレス発散である『家族との会話』もあり，現在は冷静に今後の自分の生き方や家族のことを考えられるようになっています．今後も不安を助長せず，家族の面会時間を可能な限り確保し，患者および家族の思いを傾聴し支援していくことが必要です．」

👤 緩和ケアチーム医師
「精神的苦痛に対して心理療法士や看護師の介入により安定が得られ，モルヒネとエチゾラムを開始し，倦怠感については一時的には改善が得られました．しかし，最近状態が再び悪化し，強心薬も高用量となり，強い全身倦怠感を訴えている状態です．既に心不全に対する薬物療法も限界であり，患者や家族は倦怠感の改善を強く希望しています．そのため，現在投与しているモルヒネの増量に加えて，デクスメデトミジン（プレセデックス®）やミダゾラム（ドルミカム®）による浅鎮静を，RASS〔Richmond Agitation-Sedation Scale（図2-2）[1]〕-2〜-1程度を目標に加えてはいかがでしょうか？」

―― モルヒネを7.5 mg/日の持続静注へ増量し，さらにデクスメデトミジン0.2 μg/kg/時の持続静注を追加して浅鎮静を加え1週間が経過した．

👤 主治医

「最近はモルヒネおよびデクスメデトミジン増量にもかかわらず，症状緩和が十分でなく，本人も限界のようです．高カロリー輸液は継続していますが，到底，食事が摂れる状況ではありません．」

👤 緩和ケアチーム医師

「本人と家族の現在の希望は症状緩和にあります．病気の受け入れもできていますし，意思疎通が可能であることを確認しながら，もう少し鎮静薬を併用しましょう．夜間の中途覚醒も目立ちますし，デクスメデトミジンでは不十分なようですので，最初はミダゾラム0.2 mg/時を夜間のみ併用しましょう．」

—— モルヒネを10 mg/日 持続静注，またデクスメデトミジンを0.4 μg/kg/時へ増量した．さらにミダゾラムの0.2 mg/時 持続静注を夜間のみ追加した．そして，これらの薬物用量は症状緩和を得るために適宜増量した．

👤 緩和ケアチーム看護師

「薬の投与によって症状は落ち着き，家族との話し合いの場も作れているようです．患者自身が，亡くなった後のことも含めて，家族と相談できていました．CRT-Dの除細動器機能も，医師，患者，家族と相談した上でOFFとしました．」

スコア	用語	説明	
+4	好戦的な	明らかに好戦的な，暴力的な，スタッフに対する差し迫った危険	
+3	非常に興奮した	チューブ類またはカテーテル類を自己抜去；攻撃的な	
+2	興奮した	頻繁な非意図的な運動，人工呼吸器ファイティング	
+1	落ち着きのない	不安で絶えずそわそわしている，しかし動きは攻撃的でも活発でもない	
0	意識清明な 落ち着いている		
−1	傾眠状態	完全に清明ではないが，呼びかけに10秒以上の開眼及びアイ・コンタクトで応答する	呼びかけ　刺激
−2	軽い鎮静状態	呼びかけに10秒未満のアイ・コンタクトで応答	呼びかけ　刺激
−3	中等度鎮静	状態呼びかけに動きまたは開眼で応答するがアイ・コンタクトなし	呼びかけ　刺激
−4	深い鎮静状態	呼びかけに無反応，しかし，身体刺激で動きまたは開眼	身体刺激
−5	昏睡	呼びかけにも身体刺激にも無反応	身体刺激

図2-2　RASS（Richmond Agitation-Sedation Scale）
ステップ1：30秒間，患者を観察する．これ（視診のみ）によりスコア0〜+4を判定する．
ステップ2：1）大声で名前を呼ぶか，開眼するように言う．
　　　　　2）10秒以上アイ・コンタクトができなければ繰り返す．以上2項目（呼びかけ刺激）によりスコア−1〜−3を判定する．
　　　　　3）動きが見られなければ，肩を揺するか，胸骨を摩擦する．これ（身体刺激）によりスコア−4，−5を判定する．

（文献1より転載）

―― その後,モルヒネを20 mg/日,デクスメデトミジン0.4 μg/kg/時,ミダゾラム1.0 mg/時まで増量した.RASS −2でコントロール可能となり,最後まで家族と会話でき,家族に見守られながら息を引き取った.

患者に対する各職種のアプローチ

医師
- 多職種との情報共有を常に行い,最善の医療を提供する.
- 倦怠感に関連する増悪因子を検索し,除去するように努める.
- 倦怠感に対して麻薬,抗不安薬,そして鎮静薬を使用し,効果と副作用を適切に評価し調整する.

看護師
- 麻薬,抗不安薬,そして鎮静薬の効果と副作用を評価する.
- 患者や家族の思いを傾聴する.
- 家族との面会時間を可能な限り確保するように,ケアを調整する.時には家族にもケアを手伝ってもらう.

心理療法士
- 倦怠感の原因となっている心理状態を分析し,心理療法を実施する.
- 適宜面談を重ね,心理状態の変化を分析する.

栄養士
- 栄養状態を評価し,必要摂取カロリーを確保できるように努める.
- 患者の希望する食品を取り入れながら,食事内容をマネジメントする.

患者マネジメントのポイント

倦怠感を評価する

　倦怠感とは,心不全の代表的な症状の一つである.末期重症心不全患者の多くが倦怠感を自覚しているが,その症状は非常に主観的であり,客観的評価は難しい.そこで,簡単に利用できる評価法として,倦怠感の程度を0〜10段階で患者に決めてもらうvisual analog scale(VAS)や,身体的および精神的な内容を含み多方面から患者症状を評価できる質問形式のBrief Fatigue Inventory(BFI)がある(図2-3)[2].いずれも非常に簡便に利用でき,適宜使用することにより患者症状の推移を把握できるため,治療効果判定にも有用である.

```
┌─────────────────────────────────────────────────────────────────────┐
│ これまでの人生の中で，誰もが皆疲れやだるさを感じるものです．          │
│ 最近1週間で通常ではない程度の疲れやだるさを感じましたか？   はい いいえ │
├─────────────────────────────────────────────────────────────────────┤
│ あなたの感じている疲れについて，0～10の範囲で該当する所に丸をしてください． │
│ 「0」とは全く疲れを感じない状態であり，「10」とはこれ以上ない疲れを指します．│
│ (1) 今の疲れはどのくらいですか？                                     │
│    （疲れなし）1 2 3 4 5 6 7 8 9 10（これ以上ない最高の疲れ）         │
│ (2) 最近24時間に感じた通常な疲れはどのくらいですか？                  │
│    （疲れなし）1 2 3 4 5 6 7 8 9 10（これ以上ない最高の疲れ）         │
│ (3) 最近24時間に感じた最も強い疲れはどのくらいですか？                │
│    （疲れなし）1 2 3 4 5 6 7 8 9 10（これ以上ない最高の疲れ）         │
├─────────────────────────────────────────────────────────────────────┤
│ 同じように0～10の範囲を使って，最近24時間においてあなたの感じる疲れが(A)～(F) │
│ の各項目にどのくらい支障をきたしているか，丸をしてください．          │
│ (A) 日常生活動作                                                     │
│    （支障なし）1 2 3 4 5 6 7 8 9 10（大いに支障となる）               │
│ (B) 気分                                                             │
│    （支障なし）1 2 3 4 5 6 7 8 9 10（大いに支障となる）               │
│ (C) 歩行能力                                                         │
│    （支障なし）1 2 3 4 5 6 7 8 9 10（大いに支障となる）               │
│ (D) 通常の仕事（家事など含む）                                       │
│    （支障なし）1 2 3 4 5 6 7 8 9 10（大いに支障となる）               │
│ (E) 対人関係                                                         │
│    （支障なし）1 2 3 4 5 6 7 8 9 10（大いに支障となる）               │
│ (F) 生活の楽しみ                                                     │
│    （支障なし）1 2 3 4 5 6 7 8 9 10（大いに支障となる）               │
└─────────────────────────────────────────────────────────────────────┘
```

図2-3 Brief Fatigue Inventory (BFI)

（文献2より引用，一部改変）

倦怠感を緩和する

　末期重症心不全患者では，至適薬物療法が施行されているにもかかわらず，安静時または低負荷においても，息切れ，倦怠感をはじめとした臓器低灌流に伴う症状が現れ[3]，中でも倦怠感は患者QOLに大きく影響する．倦怠感は，臨床背景と精神的背景の両方の影響を強く受け，さまざまな方向からの治療アプローチが必要であると考えられている[4]．

　十分な心不全治療を継続した上で，貧血の是正，栄養状態の改善，リハビリテーションによるデコンディショニング予防，睡眠状態の改善，精神状態の安定化など多職種による介入が求められる．貧血に対しては，赤血球輸血を行うことになるが，体液過剰にある症例も多く慎重に行う必要があるものの，倦怠感の改善効果は大きいと思われる．末期状態の症例に対する血液製剤使用になるが，連日輸血を要する症例は極めて少なく，症状軽快が得られることを考慮すれば有用な選択肢と考えられる．

　これら十分な介入によっても倦怠感の改善が得られない症例に対しては，オピオイドの使用を検討する．オピオイドは，モルヒネ2.5 mg/日または5.0 mg/日程度の内服または持続静注から使用を開始し，適宜増量する．それでもなお，身の置き所のないような倦怠感を訴えるような症例に対しては，鎮静も考慮する[5]．しかし，鎮静については，意識の低下やコミュニケー

ションができなくなる可能性があるなど好ましくない効果もあるため，その適応については慎重であるべきである．そして，これまでに十分な心不全治療が施行され，除去し得るすべての因子を排除したことを確認し，その上で患者や家族の意思表示があることが望ましい．デクスメデトミジン0.2〜0.4μg/kg/時やミダゾラム0.2〜0.4 mg/時前後による浅鎮静が有効なことがあり，必要に応じて適宜増減する．心不全による倦怠感にはさまざまな因子が関与しており，症例に応じて個別に対応していくことが重要である．

（黒田 健輔）

引用文献

1) 日本呼吸療法医学会：人工呼吸中の鎮静のためのガイドライン．Available at：〈http://square.umin.ac.jp/jrcm/contents/guide/page03.html〉
2) Mendoza TR, et al：The rapid assessment of fatigue severity in cancer patients：use of the Brief Fatigue Inventory. Cancer, 85：1186-1196, 1999.
3) Goodlin SJ, et al：Consensus statement：Palliative and supportive care in advanced heart failure. J Card Fail, 10：200-209, 2004.
4) Evangelista LS, et al：Correlates of fatigue in patients with heart failure. Prog Cardiovasc Nurs, 23：12-17, 2008.
5) 日本緩和医療学会：苦痛緩和のための鎮静に関するガイドライン（2010年版）．Available at：〈https://www.jspm.ne.jp/guidelines/sedation/2010/index.php〉

① 苦痛に対するマネジメント

4 疼痛

症例 重症下肢虚血の疼痛管理が難渋している患者

77歳男性．診断は重症下肢虚血（CLI，膝下病変），発作性心房細動，慢性腎不全（膜性腎症，ネフローゼ症候群）．2ヵ月前，低温熱傷により右5趾外側に受傷，潰瘍を形成．創部の悪化を認め，趾切を含めた処置検討のため入院となった．創部悪化に伴い疼痛が出現，複数の鎮痛薬を使用しているが，疼痛が消失しない．

〈カンファレンス前の処方〉
アセトアミノフェン錠 200 mg	8錠	分4	毎食後と眠前
プレガバリンカプセル 25 mg	1C	分1	眠前
リン酸コデイン散 80 mg		分4	毎食後と眠前
リン酸コデイン散 20 mg	疼痛時頓服→夜間に4回使用している		

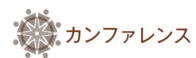 カンファレンス

> 日中の疼痛管理は良好ですが，夜間の疼痛管理に難渋しています．疼痛により十分な睡眠もとれていません．どのように疼痛管理を行えば良いでしょうか？

緩和ケアチーム医師
「まず，現在の治療目標と今後の見通しを教えてください．」

主治医
「今回の入院では，血管内治療（EVT）を2回施行しましたが，血行改善は得られませんでした．石灰化が強いため，外科的血行再建を検討しています．外科的血行再建が可能になるまで疼痛管理を行いたいのですが，リン酸コデインを使用しているにもかかわらず，疼痛が改善しません．」

緩和ケアチーム看護師
「疼痛はどのくらいの強さですか？」

病棟看護師
「日中はNumeric Rating Scale（NRS，→p.52）では1〜2/10で疼痛はないとのことですが，夜間はNRS 8/10と強い疼痛です．」

👤 緩和ケアチーム医師
「現在処方されている鎮痛薬の効果はどうですか？」

👤 主治医
「コデイン服用後は改善しているようですが，同時に全身掻痒感が出現しています．また，強い疼痛が現れるかもしれないという不安からか，頓服薬の使用が増えており，薬物依存の形成が懸念されます．」

👤 緩和ケアチーム薬剤師
「弱オピオイドが効果的な印象ですね．掻痒感はコデインの副作用の可能性も考えられますので，弱オピオイドであるトラマドール（トラマール®）への変更はいかがでしょうか？また，プレガバリン（リリカ®）の忍容性があるようでしたら，増量もご検討ください．現在の腎機能でしたら，初期は 75 mg/日，維持量は 150〜300 mg/日まで使用できます．」

👤 主治医
「慢性腎不全があり，腎機能低下を認めていますが，腎排泄型の薬物を使用しても良いのでしょうか？」

👤 緩和ケアチーム薬剤師
「腎機能に合わせた投与量であれば，適正に使用できると考えます．今回の場合，クレアチニンクリアランス（CCr）40 mL/分程度と中程度の腎機能障害を認めるため，トラマドールは腎機能正常者の用量の 50％までは使用可能です．」

👤 緩和ケアチーム医師
「鎮痛薬については，プレガバリンカプセル 75 mg/日への増量と，リン酸コデイン散からトラマドール OD 錠への変更を提案します．変更後も十分な疼痛管理が得られない場合は，強オピオイドの適応も考えられますので再度検討しましょう．」

👤 緩和ケアチーム看護師
「強い疼痛が出現しやすい時間やタイミングはありますか？」

👤 病棟看護師
「夜間と処置時，体動時に疼痛を訴えることが多いです．特に夜間は疼痛が強く，睡眠があまりとれていないため，日中にうとうとすることが多いです．」

👤 緩和ケアチーム看護師
「昼夜逆転傾向にあり，日中の疼痛は少なく，覚醒している夜間に疼痛を感じている可能性がありますね．睡眠を十分とり生活リズムを整えることも重要だと考えます．処置時の疼痛については，リドカインのゼリー剤（キシロカイン®ゼリー）を塗布してから処置を行うと創部の疼痛が軽減できるかもしれません．処置時間や定期的な体位交換などで体動する時間が分かるようであれば，事前に鎮痛薬を服用しておくのも良いかもしれません．」

👤 病棟看護師
「創部の処置は医師と看護師で実施していますが，自己判断で自身にて処置を実施している時があり，創部の悪化や疼痛の増量につながらないか心配です．」

緩和ケアチーム看護師

「感染のリスクもありますね．患者さんやご家族にも潰瘍と疼痛の知識を共有していただく必要があります．疼痛管理と並行して患者指導を行っていきましょう．」

緩和ケアチーム医師

「周辺環境の整備も必要ですね．まず，日中の覚醒を促し，生活リズムを整えるところから取り組みましょう．鎮痛薬の変更により，睡眠作用も期待できます．外用剤や頓服薬を適宜活用してください．患者指導に難航する場合は，心理療法士にご相談ください．」

患者に対する各職種のアプローチ

医師
- 疼痛の種類（侵害受容性疼痛，混合性疼痛，神経障害性疼痛）を確認する．
- 鎮痛薬の効果を評価し，適宜鎮痛薬の選択と投与量の調整を行う．
- 疼痛の程度を把握する．

看護師
- 疼痛の出現時間，疼痛スケールを用いた程度の把握と記録を行う．
- 処置時に局所麻酔作用のある外用薬を使用する．
- 日中の覚醒を促し，生活リズムを元に戻すよう働きかける．

薬剤師
- 腎機能，肝機能に合わせた薬剤および投与量を医師と検討する．
- 副作用のモニタリングを行い，副作用予防について提案する．
- 疼痛の程度を把握する．

理学療法士
- 疼痛の軽減される体位，リハビリテーション方法を検討する．
- 疼痛の程度を把握する．

心理療法士
- 患者および患者家族への指導方法やコミュニケーション方法を提案する．

他の医療チーム
- 褥瘡対策チームと協働し，処置方法など，創部疼痛の軽減を図る．

患者マネジメントのポイント

疼痛の詳細を把握する

　鎮痛薬を漫然と使用しているだけでは十分な鎮痛管理が行えず，不必要な鎮痛薬の増量や，治療中の疾患の回復遅延，処置や治療の拒否へつながる場合がある．疼痛の原因と種類を確定し，疼痛の程度と可能な限り出現するタイミングを把握し，対処することが重要である．

　本症例の場合，疼痛の原因と種類は，潰瘍による混合性疼痛である．そのため，侵害受容性疼痛に対してNSAIDs，神経障害性疼痛に対してはプレガバリン，それでも十分な除痛が得られない場合はオピオイドが鎮痛薬の候補となり，これらの鎮痛薬をWHOの3段階除痛ラダー（→p.53）に従い使用している．医師や薬剤師が協議し，鎮痛薬の選択や変更を行うことで適正に使用することが可能である．

　また，疼痛の程度とタイミングについては，夜間の疼痛が持続的である場合は定期内服の鎮痛薬の増量，突出痛である場合は頓服薬を適宜使用する．その他の時間帯にも疼痛が出現している可能性があるため，各職種が介入時に共通の疼痛スケールを用いた疼痛の程度の確認を行い，さらに細かく疼痛の状況を把握することで，より適切な除痛方法を検討することができる．

　鎮痛薬の使用だけではなく，鎮痛薬以外の除痛方法の検討も必要である．本症例の場合，処置時の疼痛に関しては，局所鎮痛作用のある外用剤を処置前に塗布することにより創部の疼痛軽減が期待できる．また，疼痛の少ない体位を検討する，患者本人にも疼痛出現の時間を記録し報告してもらう，自分で処置を実施しないなどの患者指導を行うことで疼痛軽減が期待できる．

　このように，多職種による疼痛の評価と，異なる目線から多面的にアプローチすることで，薬物療法に加え非薬物的な除痛が可能となる．疼痛管理には多職種の連携が必要不可欠である．

腎機能，肝機能に合わせた投与量を設定する

　心不全患者では，全身臓器の低灌流や血流うっ滞による腎機能障害や肝機能障害を伴う場合が多い．本症例でも腎機能低下を認めていたため，腎排泄型の鎮痛薬の使用が検討すらされていない状況であった．もちろん，腎機能障害が禁忌である薬剤を使用することはできない．しかし，腎排泄型の薬物でも，個々の腎機能に合わせた投与量を設定することで，副作用を軽減し，適正に使用することは可能である．添付文書だけではなく，各施設で作成されている薬剤の院内ガイドラインや各種文献を活用し，適正使用に努めると同時に，治療に用いる薬剤の選択肢を広げていただきたい．

（中村 絵美）

参考文献
- 恒藤　暁ほか：緩和ケアエッセンシャルドラッグ　第3版．医学書院，2014．
- 乾　賢一ほか編：腎機能別薬剤使用マニュアル　改定第3版．じほう，2010．

① 苦痛に対するマネジメント

5 不安

> **症例** 植込み型除細動器作動の不安・恐怖から透析ができない患者

40歳男性．診断は肥大型心筋症，心室頻拍（VT），慢性腎不全．心室頻拍は持続性であり，ICD植込みとなっていたが，頻回作動のため再入院となった．今回の再入院を機に慢性腎不全に対する人工透析導入となったが，ある日の透析中にICDが作動した．それ以来，不安と恐怖で透析室へ行けなくなってしまった．

カンファレンス

> 患者本人も透析が必要なことは十分理解しており，不安・恐怖に加えて透析室へ行けなくなった自分自身への嫌悪感を抱きつつある様子です．このような場合，どうすれば良いのでしょうか？

緩和ケアチーム医師
「まず，現在の治療目標と今後の見通しを教えてください．」

主治医
「今回の入院では，抗不整脈薬とICD設定の調整を主としており，この入院を機に透析を導入しました．現在，抗不整脈薬とICD設定の調整はおおむね完了しており，透析の通院先も自宅近くで目星はついています．残すは，透析への不安軽減のみです．」

緩和ケアチーム看護師
「病棟看護師の関わりとしてはどうですか？」

病棟看護師
「透析前日の夜から不安の訴えが増え，不眠傾向になります．そのため，前夜には不安の訴えをゆっくりと傾聴し，不眠時に睡眠導入薬の服用を勧めています．」

緩和ケアチーム心理療法士
「不安の訴えの詳細を教えてください．」

病棟看護師
「『透析室へ行ったとき，また不整脈が出るかもしれない．次は死ぬかもしれない』と繰り返しています．」

👤 緩和ケアチーム心理療法士
「不整脈が出ることに対する不安よりも,『ICD作動＝死』という恐怖感がより強い印象ですね．心理検査でも不安傾向が高く出ています．まずは,『透析室＝ICD作動＝死』という誤った認知を変えていくことが必要だと思います．」

👤 緩和ケアチーム医師
「では，不安の訴えは，心理療法士を中心に多職種で認知行動療法的な関わりをお願いします．不眠については，何か良い方法はありますか？」

👤 緩和ケアチーム薬剤師
「現在処方されている睡眠導入薬の効果はどうですか？」

👤 病棟看護師
「服用して2時間くらいは寝られるそうですが，その後は朝までずっと起きている様子です．できれば朝までぐっすり寝たいと話しています．」

👤 主治医
「致死性不整脈の抑制という意味でも終夜しっかりと睡眠を摂ってもらいたいのですが，既に多くの薬剤を服用しているので，睡眠薬の追加・併用は避けたいところです．」

👤 緩和ケアチーム薬剤師
「現在の処方はゾルピデム（マイスリー®）という作用時間の短い睡眠薬ですので，これを少し作用時間の長い睡眠薬へ変更することも良いと思います．」

👤 緩和ケアチーム看護師
「患者さんは，薬の変更に抵抗感はありませんか？」

👤 主治医
「変更する際には丁寧に説明するよう心掛けているので，ないと思います．」

👤 緩和ケアチーム医師
「それでは，睡眠薬の変更をご検討ください．ブロチゾラム（レンドルミン®，0.25 mg/日）を提案します．」

👤 緩和ケアチーム薬剤師
「ゾルピデムは半減期約2時間，ブロチゾラムは約7時間ですので，効果は期待できると思います．翌朝へ持ち越すことがあるので，変更後，しばらくは朝方の倦怠感，日中の傾眠に注意してください．」

患者に対する各職種のアプローチ

医師
- ICDの機能について改めて説明し，ICDそのものへの不安感を軽減する．
- ICDの設定を見直し，できる限り頻回作動を改善する．
- 透析室は病院の中なので，急変時にはすぐに医師が駆けつけると伝える．

看護師
- 病室から透析室まで一緒に付き添って行く．
- 透析室でのICD作動時の対応について説明する．
- 透析前後日の摂食状況や睡眠状況などを確認する．
- 不安を傾聴する．
- 自己効力感の向上を図る．

薬剤師
- 向精神薬による薬物療法（抗精神病薬，抗不安薬，睡眠薬など）を医師と検討する．
- 抗不整脈薬による薬物療法を医師と再検討する．

心理療法士
- 恐怖感の原因を探す（透析室なのか，透析治療なのか，ICD作動なのかなど）．
- 恐怖感の程度を評価する．
- 恐怖感の原因に対して心理療法を実施する．
- 多職種へ心理療法的介入の方法を伝達する．
- PTSDや適応障害などの精神障害の有無について評価し，適宜精神科医へコンサルテーションする．

患者マネジメントのポイント

不安・恐怖の要素を細かく丁寧に分解し，多方面からアプローチする

　本症例は，「透析中にICDが作動したことによって，透析室へ行けなくなった」ということが課題である．この場合，まずは「透析室へ行けなくなった」理由を突き止めなくてはならない．例えば，ICDが作動することに恐怖・不安を感じている場合は，医師や薬剤師と連携して不整脈治療とICDの設定変更などを協議する必要がある．他方，透析室で作動したことで「透析＝ICD作動」という認知が形成されてしまった場合は，認知行動療法などの心理療法を用いてこの認知を変えていく必要がある．

本症例のように患者が抱えている漠然とした不安・恐怖を介入対象とすると，改善に不必要な時間を要したり，介入効果に乏しい結果となってしまう．まずは，患者の感じている不安・恐怖をできるだけ細かく丁寧に分解し，個々の不安・恐怖の原因や程度，それらへの対処法を十分に検討することが重要である．そのためには，多職種連携の力は不可欠である．

日常生活・身体疾患治療への影響を評価し，精神科・心療内科へのコンサルテーションを検討する

　精神的な不調は，健常者にも日常的に存在しているが，もちろん医学的治療の対象ではない．では，精神的な不調が治療・介入対象となる分岐点は何だろうか？その目安の一つが「日常生活や身体疾患治療への影響」である．

　本症例の不安・恐怖は，その頻度，重症度，発現状況などによっては不安障害，適応障害，PTSDといった精神疾患/精神障害と診断される可能性がある．例えば，透析室に行けなくなることで慢性腎不全の状態悪化に歯止めがかからず生命の危険がある場合，精神科医によって精神疾患/精神障害と診断され，高強度の精神医学的な治療が必要となる．また，上記ほど緊急性が高くない場合でも，治療が進まず退院の見通しが立たないなどの場合も，治療・介入の対象になると考える．

　医療スタッフによる治療・介入の必要がない「日常的にある精神的不調」と，治療・介入の必要がある「精神疾患/精神障害」の境目を考える上で，この日常生活や身体疾患治療への影響をひとつの目安にしていただきたい．そして，精神科・心療内科などへコンサルテーションする場合には，現在の精神症状に加えて，それが「生活や治療にどのような影響があるか」も合わせて伝達していただきたい．

（庵地 雄太）

参考文献

- 樋口輝彦監：内科患者のメンタルケアアプローチ　循環器疾患編．新興医学出版社，2013．

① 苦痛に対するマネジメント

6 抑うつ

> **症例** 意欲低下と自己肯定感の低下を認めた脳出血後の重症心不全患者
>
> 45歳女性．拡張型心筋症（DCM）に伴う重症心不全．昨年，移植に向けてVADを装着したが，合併症と考えられる脳出血を発症した．幸い，入院中の発症で早期に加療され，神経学的な後遺症は認められず自宅退院となった．しかし退院後，家人へ「申し訳ない，自分はいない方がいい」，「何もできない」などの発言が徐々に増え，家事ができずに臥床気味となっていた．外来受診時，主治医が入院時との様子の違いを確認し，精査目的の入院となった．

カンファレンス

> 患者は，VAD装着前は非常に快活で家事や近所付き合いを精力的にこなす人物でした．前回入院時も，移植に向けて前向きな発言も多く聞かれ，試験外泊やリハビリにも積極的でした．しかし，自宅退院後は抑うつ的な言動が徐々に増えたと家人より訴えがあり，外来診察時にも同様の変化を認めたため，精神科の受診を勧めました．しかし，患者本人は精神科受診に消極的であり受診には至りませんでした．

緩和ケアチーム医師
「まず，現在の治療目標と今後の見通しを教えてください．」

主治医
「今回の入院は心疾患の治療がメインではなく，抑うつの精査と加療，自宅付近での通院先の調整が目的です．」

緩和ケアチーム看護師
「病棟での様子はどうですか？」

病棟看護師
「ADLの観点からはご自身の身の回りのことの対処は十分可能なのですが『できない』との訴えが多く，お薬や補助人工心臓の管理もご自身では難しい状況です．看護師と一緒に薬剤管理やリハビリを促すものの，『分からない，できない』と混乱され，流涙されています．」

緩和ケアチーム心理療法士
「うつの評価はされましたか？」

6 抑うつ

病棟看護師
「PHQ-9(→p.122)を実施し24点でしたので，基準では重症に分類されています.」

緩和ケアチーム心理療法士
「前回入院中に脳出血の既往がありますが，脳血管性のうつである可能性はありますか？」

主治医
「脳出血後，さまざまな検査や評価を行いましたが，特にうつ症状と思われる後遺症は認められませんでした.」

緩和ケアチーム薬剤師
「現在処方されているお薬の中で，気分の変調をきたす可能性があるものはありますか？」

主治医
「ありません.」

緩和ケアチーム看護師
「自宅退院後，患者の身の回りで大きな変化があったり，うつ症状の原因となる環境の変化はありましたか？」

病棟看護師
「ご家族にも確認しましたが，特に大きな環境の変化はありませんでした.」

緩和ケアチーム医師
「状況は分かりました．ではまず，緩和ケアチーム心理療法士はうつ症状の評価をお願いします．緩和ケアチーム看護師は，家族にご自宅での詳細な様子を伺ってください．緩和ケアチーム薬剤師は，『脳出血に伴ううつ病の疑い』と仮定して使用が推奨される抗うつ薬をリストアップし，主治医へ報告してください．緩和ケアチーム理学療法士は，患者本人の心的負荷を考慮しつつ，ADLの低下を防ぐためにもリハビリを進めてください．緩和ケアチーム管理栄養士は，食事の摂取量や摂取エネルギー量を確認し，低栄養を予防してください．緩和ケアチームソーシャルワーカー(MSW)は，患者の自宅周辺で『脳出血に伴ううつ病疑い』症例の通院可能な精神科医療機関を照会してください．
　これらの情報が揃い次第，あらためて早急にカンファレンスを行い，主治医チームと今後の方針を協議したいと思います．
　病棟の看護師さんは，本人を追い込まないように『今，できること』に注目した関わりをお願いします．主治医の先生には，突発的な自殺企図の予防とうつ症状が発現する可能性のある身体疾患が隠れていないか，全身検索をお願いします．」

一同
「分かりました.」

緩和ケアチーム医師
「緊急対応も含めて，何かあればすぐにご連絡ください.」

患者に対する各職種のアプローチ

医師
- 抑うつが循環器疾患の治療に与える影響を明確にする．
- 身体的要因を除外，鑑別する．
- 処方薬の影響を除外，鑑別する．
- 精神科医と適宜連携を図る．
- 患者の治療に携わる医療者全員と綿密な情報共有と症例検討を行う．

看護師
- 患者の日常生活における抑うつの影響を明確にする．
- 家族などから，患者の自宅での様子やこれまでの生活歴を聴取する．
- 精神科医や心理療法士と適宜連携しながら，患者への対応を統一する．

薬剤師
- 現在の処方薬の副作用として抑うつ症状が発現していないか，主治医と共に確認する．
- 抑うつの原因や症状に応じた薬物療法を主治医へ提言する．
- 抑うつへの安易な処方が行われていないかチェックする．

心理療法士
- 心理検査や面接評価を用いて，抑うつの原因や重症度の精査を行う．
- 心理療法を用いて，抑うつ症状の改善を図る．
- 抑うつの原因や重症度に応じて，患者への関わり方を多職種と共有する．
- 必要に応じて，主治医へ精神科専門医療へのコンサルテーションを提案する．

理学療法士
- 患者本人の心身の負担を考慮しながら，積極的に運動療法を実施する．
- 個別運動療法においては，積極的に患者とコミュニケーションを図る．
- 集団運動療法においては，他患者との関係性やコミュニケーションを観察する．

管理栄養士
- 全身の栄養状態を確認し，食欲不振や低栄養などに対して具体的な対応を行う．

MSW
- 循環器疾患が併存する抑うつ症状の診療が可能な医療機関と連携を構築する．
- 利用できる社会資源や，症状改善につながる環境整備などを検討する．

患者マネジメントのポイント

抑うつには3つの原因がある

　うつが循環器疾患患者に併発することは，決して珍しいことではない．先行研究では，約2割の循環器疾患患者に併発するとの報告もある[1]．そのため，循環器科としてもうつの初期対応は心得ておく必要がある．

　うつを含めた精神疾患の原因は，①内因性，②外因性，③心因性の3つに分類される．①は遺伝や体質などが原因となる場合で，成長過程で徐々に顕在化してくることが多い．②は外傷や薬物などの外から加わった力が原因となる場合で，脳梗塞や脳出血，薬物やアルコールなどの物質使用に伴うものが含まれる．①と比較すると，発症から増悪が性急な場合が多いのが特徴である．③はもともとの性格や慢性的なストレスが原因となる場合で，精神科医や心理療法士などの専門職がさまざまなアセスメントを行い，原因を特定していく．なお，①〜③の詳細とスクリーニングについてはコラム「抑うつ症状の原因探索と評価法の関係を整理する」(→p.120)を参照されたい．

　本症例では，②の外因性の可能性が最も高いと思われる．それは，「以前は快活であった」，「脳出血の既往がある」，「自宅退院後，重症化するまでのスピードが比較的速い」などの情報から推測される．しかし，これだけでは断定できないので，まずは①と③の原因を除外しながら，サルコペニアを予防しつつ，うつ症状の増悪を止めなければならない．そのためには，関わるすべての職種が連携協働して対応する必要がある．

（庵地 雄太）

参考文献

- Suzuki T, et al：Depression and Outcomes in Hospitalized Japanese Patients With Cardiovascular Disease. -Prospective Single-Center Observational Study-. Circ J, 75：2465-2473, 2011.
- 大月三郎ほか：精神医学第5版. 文光堂, 2003.
- 日本精神神経学会監：DSM-5　精神疾患の診断・統計マニュアル. 医学書院, 2014.
- 伊藤弘人：今日の診療から役立つ　エビデンスから迫る循環器疾患とうつ. 南山堂, 2012.
- 樋口輝彦監：内科患者のメンタルケアアプローチ−循環器疾患編−. 新興医学出版社, 2013.
- 小林清香ほか：臓器移植における心理職. 精神科治療学, 31：1199-1202, 2016.

Column

抑うつ症状の原因探索と評価法の関係を整理する

本章「6 抑うつ」で触れた通り，うつを始めとする精神疾患の原因は①内因性，②外因性，③心因性の3つに分類される（→p.119）．また，前章の「6 抑うつ」で述べられている通り，うつの評価は「器質的疾患の鑑別と除外」，「患者本人や家族からの情報収集」，「スクリーニング」の3段階を経て行われる（→p.63）．

これら「抑うつ症状」を整理し直すと，うつの原因探索と評価法の関係は下記3つの手順にまとめられる．

1. ②外因性（器質的疾患，薬物など）を鑑別し，治療可能であれば加療する．
2. ①内因性と③心因性を鑑別するために，「患者本人や家族からの情報収集」を行う．
3. ①内因性，②外因性，③心因性の別はなく，抑うつ症状の詳細と重症度を可視化・明確化するために「スクリーニング」を行う．

なお，これらの手順を同時並行で進めることや，順番が前後することに大きな問題はない．しかし，抑うつ症状が経時的に変動する可能性もあるため，時期を空けずに実施することが望ましい．本項では，①〜③と「スクリーニング」について，詳しく解説する．

①内因性（神経発達や遺伝などの内的要因）

内因性のうつを評価する場合，生活歴や家族背景の調査が重要になってくる．具体的には，学歴，職歴，交友関係，趣味，家族背景，遺伝要素などである．これらの評価は入院時や初診時での生活状況聴取と併せて確認すると，患者および家族の抵抗も少なく，医療者の業務効率化と負担軽減につながる．しかし，非常にプライバシー性の高い内容を取り扱うことになるため，患者との十分な信頼関係の構築に加えて，精神科面接技法などの高度専門医療技術が必要となることがある．よって，患者や家族が抵抗感を示す場合には深追いせず，速やかに精神科医もしくは心理療法士にコンサルテーションすることが肝要である．なお，うつ症状を呈する代表的な内的要因には，大うつ病性障害，双極性障害，統合失調症などがある．

② 外因性（身体疾患や薬物などの外的要因）

　外因性のうつを評価する場合，まずは画像検査（CT，MRI，SPECTなど）で脳の器質性疾患を検討することが重要となる．さらに，高齢者の場合はうつ症状を呈する他の身体疾患（低血糖，脱水症など）も確認する必要がある．近年では，自律神経系の働きを確認するために交感神経シンチグラフィを実施する場合もある．また，医薬品などの副作用としてうつ症状が発現する場合もあるため，処方変更時や新規開始時の後からうつ症状が発現した際には，医薬品の影響を鑑別することも重要である．なお，うつ症状を呈する代表的な外的要因には，せん妄，パーキンソン病，認知症疾患，てんかん，脳血管障害，甲状腺機能異常症，糖尿病，電解質バランス異常，感染症，物質使用（乱用薬物，医薬品，毒物）などがある．

③ 心因性（性格や生活環境などの心理的要因）

　心因性のうつを評価する場合，性格や思考，行動などの傾向を調べることが重要となる．具体的には質問紙法（東大式エゴグラム，YG性格検査，PFスタディなど）や投映法（バウムテスト，風景構成法，ロールシャッハテストなど）などの心理検査を用いる場合が多い．これら心理検査は実施方法や解釈方法が厳格に指定されており，それに準拠することで検査結果の信頼性を確保している．そのため，心理検査を実施する者は大学および大学院などの高等教育機関，もしくは学会や各職能団体が主催する研修会などで心理検査の取り扱い方法を修学することが望ましい．なお，うつ症状を呈する代表的な心理的要因には，悲嘆，適応障害，ストレス障害などがある．

スクリーニング

　抑うつ症状のスクリーニング法は①質問紙法による評価（表2-1）と，②面接法による評価（表2-2）の2つに大別される．①質問紙法による評価は，評価者の熟達に左右されず簡便に実施できる反面，被験者の意思で回答が左右される欠点がある．②面接法による評価は，より客観的に症状の程度や診断基準への該当項目が評価できる反面，評価者の熟達が必要となる．2つの評価法のメリットとデメリットを検討した上で実施することが望ましい．

（庵地 雄太）

表2-1　質問紙法の代表例

- PHQ (Patient Health Questionnaire)
  2問ないし9問の質問紙．質問内容がDSMのうつ病診断基準に準拠している．カットオフ値はPHQ-2で3点以上[1]，PHQ-9で10点以上[2]とされている．
- SDS (Self-rating Depression Scale)
  20問の質問紙．1965年に作成され，古くからうつの評価に用いられている．カットオフ値は40点[3]．
- HADS (Hospital Anxiety and Depression scale)
  14問の質問紙．不安と抑うつの両面が評価できる．カットオフ値は11点[4]．
- BDI (Beck Depression Inventory)
  21問の質問紙．うつの重症度を極軽症から重症まで4段階で評価できる[5]．

表2-2　面接法の代表例

- M.I.N.I. (Mini-International Neuropsychiatric Interview)
  構造化面接法．DSMの診断基準に基づいて患者に質問し，診断の補助として用いる．
- GRID-HAMD (GRID-Hamilton Rating Scale for Depression)
  構造化面接法．ハミルトンうつ病評価尺度の面接版．

||引用文献

1) Kroenke K, et al：The Patient health Questionnaire-2：Validity of a Two-Item Depression Screener. Med Care, 41：1284-1292, 2003.
2) Muramatsu K, et al：The Patient Health Questionnaire, Japanese version：validity according to the Mini-International Neuropaychiatric Interview-Plus. Psychol Rep, 101：952-960, 2007.
3) Zung WW：A self-rating depression scale. Arch Gen Psychiatry 12：63-70, 1965.
4) Kugaya A, et al：Screening for psychological distress in Japanese cancer patients. Jpn J Clin Oncol, 28：333-338, 1998.
5) 小島雅代ほか訳：日本語版BDI-Ⅱ ベック抑うつ質問票：手引．日本文化科学社, 2003.

||参考文献

- 大月三郎ほか：精神医学第5版, 文光堂, 2003.
- 日本精神神経学会監修：DSM-5精神疾患の診断・統計マニュアル, 医学書院, 2014.
- 伊藤弘人：今日の診療から役立つ　エビデンスから迫る循環器疾患とうつ, 南山堂, 2012.
- 樋口輝彦監：内科患者のメンタルケアアプローチ－循環器疾患編－. 新興医学出版社, 2013.
- 日本臨床精神神経薬理学会：GRID-HAMD構造化面接ガイド. Available from：〈http://www.jscnp.org/scale/〉
- 大坪天平ほか訳：精神疾患簡易構造化面接法日本語版5.0.0. 星和書店, 2003.
- 松原達哉：第4版心理テスト法入門　基礎知識と技術習得のために. 日本文化科学社, 2002.

苦痛に対するマネジメント

7 せん妄

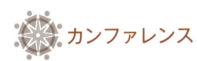 術後に活動型せん妄が出現した患者

67歳男性．診断は右被殻出血，高血圧．左片麻痺・右顔面麻痺・構音障害が出現し，救急搬送された．血腫除去後，炎症反応は落ち着き，会話も成立しやすくなってきたが，つじつまの合わない言動や興奮，夜間不眠が継続している．

カンファレンス

体動が激しく，点滴の自己抜去があり，ベッドからの転倒リスクが高い患者です．スタッフから説明していますが，簡潔に，かつ何度も伝えないと理解ができない状態です．せん妄管理について教えてください．

緩和ケアチーム医師
「今後の見通しを教えてください．」

主治医
「急性期加療は終了しており，退院に向けてリハビリを継続しています．しかし，せん妄状態が継続していて状況説明への理解が悪く，リハビリへの意欲が十分ではありません．このままでは退院時期も延びますので，まずはせん妄状態を改善したいと考えています．」

緩和ケアチーム医師
「せん妄の評価を実施してもらいましたが，いかがでしたか？」

緩和ケアチーム心理療法士
「Intensive Care Delirium Screening Checklist (ICDSC) で活動型せん妄の状態でした．ストレス因子はマーゲンチューブが入っていること，自由に動けなくなったことです．入院後の経過やこの先のことについて理解はされていないようです．興奮やいらいらは継続していました．」

緩和ケアチーム医師
「せん妄誘発因子の緩和とともに本人の現状認識を促進していくことが必要ですね．興奮やいらいらが落ち着くまで薬物療法を開始しましょうか．せん妄の原因になる薬剤は服用していませんか？ なければクエチアピン（セロクエル®）25 mg/日から開始でいかがでしょうか？」

緩和ケアチーム薬剤師

「現在継続中の薬剤で，せん妄の原因を強く疑うものはありません．安全面で危険性がそれほど高くなければ，いらいらに対して抑肝散はいかがでしょうか？ あるいは，ラメルテオン（ロゼレム®）にせん妄予防効果があるとの報告もありますので，適応外になりますがご検討いただけますか？ クエチアピンをご検討であれば，糖尿病の既往と家族歴は特に問題ありませんか？」

主治医

「糖尿病ではありませんが，生活習慣病のリスクが高い患者ですので，クエチアピンは避けようと思います．使用するのであれば抑肝散かラメルテオンでしょうか．持ち帰って検討します．」

緩和ケアチーム医師

「まずはチューブの早期抜去と，本人の病状理解を目指しましょう．チューブ抜去防止にミトンは継続で，ライン類は袖の中を通して視野に入りにくいようにしましょう．」

患者に対する各職種のアプローチ

医師
- せん妄の評価を行い，サブタイプに分類する．
- せん妄の要因をアセスメントする．
- せん妄の重症例であれば精神科医にコンサルトする．

看護師
- せん妄状態を継続して観察し，記録に残す．
- せん妄状態に応じた行動制限を実施する．
- 日中の覚醒を促し，生活リズムを整えるよう働きかける．

薬剤師
- 薬剤性せん妄を疑い，使用薬剤の評価を行う．
- せん妄状態に応じた薬剤の使用を提案する．
- 薬剤の情報提供を行い，多職種で共有する．
- 使用薬剤の効果をモニタリングし，継続・中止について医師と相談する．

心理療法士
- せん妄の状態を評価し，スタッフや家族への対応方法について提案する．

患者マネジメントのポイント

せん妄スクリーニングツールを用いて評価する

　せん妄は基礎疾患の治療や在院期間，その後のQOLに大きく影響を及ぼすことで知られており，早期発見・早期対応が必要となる．しかし，せん妄を正しく判断することは難しく，特に低活動型は無表情，無気力，傾眠などの症状から，うつ病や不眠症と誤診されたりすることがある．したがって，せん妄を評価するためには経験や勘ではなく，アセスメントツールを用いることが重要である．評価ツールはCAM-ICU（Confusion Assesment Method for the ICU）やICDSCなど，さまざまなツールが開発されているが，本症例では患者の協力が得られない場合でも簡便に実施できるICDSCを用いた．ツールを用いれば，簡便に評価を行うことができるが，ツールによって特徴もあるので，ケースによって使い分けることを勧める．

せん妄の対応は多方面からアプローチする

　せん妄の対応では，まず評価を行い，誘発因子をできる限り除去する必要がある．薬剤の使用を第一に検討されることが多いが，薬剤は補助的であり，原因を取り除くことはできない．不適切に使用すると逆に症状を悪化させることにもなる．そのため，まずは，せん妄の誘発因子を多職種のさまざまな視点から評価し，ケアを実施していくことになる．家族からのサポートも重要だが，家族は患者のせん妄に戸惑っていることが多いため，医療者側からせん妄についての知識を提供し，家族の不安や葛藤を解決しながら協力してせん妄のケアを実施していくことが効果的である．

（黒田 友則）

参考文献
- 大石醒吾ほか編：心不全の緩和ケア　心不全患者の人生に寄り添う医療. 南山堂, 2014.
- 国立循環器病研究センター緩和ケアチーム：せん妄管理マニュアル 第1版, 2015.

① │ 苦痛に対するマネジメント │

8 自殺企図

症例 自殺未遂を発見され「死にたい」と繰り返す患者

66歳男性．診断は急性心筋梗塞．激しい胸痛の訴えと共に意識消失し，救急搬送にて入院．三枝の高度狭窄・閉塞にて緊急PCIおよびCABGを施行される．その後もIABP装着下で集中治療を続け，一般病床へ転床した後もカテコラミン投与が継続されており，現在351病日．LVEF20％で感染症も併発している．最近，発症から1年を迎えるにあたり，「もういい，死にたい」と繰り返し，首にナースコールのケーブルを巻き付けるなどの行動が見られたため，緩和ケアチーム紹介となった．

 ## カンファレンス

当初，患者は治療にも意欲的に取り組んでいましたが，徐々に入院が長期化し，ADLも十分に向上せず，帰宅できる見通しが立たない現状に慢性的な不安とストレスが増加しています．先日は自殺未遂と思われる行動が発見され，最近は自暴自棄とも思える言動が増えてきています．

👤 緩和ケアチーム医師
「まず，現在の治療目標と今後の見通しを教えてください．」

👤 主治医
「入院後，ST上昇心筋梗塞（ST-elevation myocardial infarction；STEMI）に対してPCIとCABGを施行されています．しかし，LVEFは高度に低下している上，感染症のコントロールにも難渋しています．カテコラミンも入院当初の10γから徐々に減量していますが，減量のタイミングでBNP上昇と心不全症状の増悪を認めたため，慎重に減量を進めています．現在は抗菌薬とカテコラミンの投与を続けながら，ベッド上でのリハビリを継続中です．最終的には自宅退院を目指しています．しかし，入院からまもなく1年を迎えますが，退院の目途は立っていません．」

👤 緩和ケアチーム看護師
「病棟看護師の関わりとしてはどうですか？」

👤 病棟看護師
「入院当初から不安の訴えはありましたが，周囲の励ましなどもあり，前向きに治療へ取り組んでおられました．しかし，最近は自暴自棄な言動も多く見られ，励ましを控えなが

ら不安やストレスに関する思いを傾聴しています．現在も治療を拒否することはありませんが，積極性は明らかに低下しています．」

👤 緩和ケアチーム心理療法士
「不安やストレスの訴えの詳細を教えてください．」

👤 病棟看護師
「入院は昨年の秋でした．その時点では主治医から『来年の春を（退院の）目標にしましょう』と話されていたとのことです．しかし，春が過ぎても退院の目途は立たず，患者から『このまま帰れないのではないか』という発言が増えてきました．夏ごろにはVF（心室細動）が発現し電気的除細動を施行しているのですが，これがショックだったようで『きっともう家には帰れない．このまま病院で最期を迎えるなら，いっそのこと点滴（カテコラミン）を外して欲しい．どうなってもいいから，脱走して家に帰ろうかな』との発言も聞かれました．現在は，同じ病棟で交流のあった他の重症患者も次々に退院して，個室でテレビを見ながら臥床している時間が増えています．秋に入り，首にナースコールのケーブルを巻き付けている姿を看護師に発見され，理由を尋ねると『もういい，死にたい』と語ったそうです．その後も，時折『死にたい』と呟いています．」

👤 緩和ケアチーム心理療法士
「先が見えない不安と恐怖，そして入院が長期化していることに伴うストレスが蓄積し，うつ状態となっている可能性がありますね．一度，精神科医の診察を受ける必要があると思います．」

👤 緩和ケアチーム医師
「では，うつの評価とストレス対応を，心理療法士を中心に行い，主治医の先生には精神科医の往診の手配をお願いします．緩和ケアチームの他職種から何かアドバイスはありますか？」

👤 緩和ケアチーム薬剤師
「現在処方されている睡眠薬の効果はどうですか？」

👤 病棟看護師
「服用して3時間くらいは寝られるそうですが，その後は朝まで中途覚醒を繰り返しているようです．できれば朝までぐっすり寝たいと話していますが，もともと睡眠薬に抵抗感があり，これ以上お薬が増えたりすることを不安に感じています．」

👤 緩和ケアチーム薬剤師
「現在の処方は短時間作用型の睡眠薬ですので，他の睡眠薬への変更も検討しても良いかもしれません．もし，中途覚醒や早朝覚醒が不安やストレスが原因であれば，催眠の副効果もある抗不安薬や抗うつ薬への転換もお勧めします．」

👤 緩和ケアチーム看護師
「主治医の先生から患者へ，治療経過の説明はどの程度されていますか？」

👤 主治医
「感染症や心機能に関する検査結果は適宜説明しています．」

👤 緩和ケアチーム医師
「治療自体は大きく変更になっていないので検査結果の説明のみになってしまいやすいですが，退院時期などの具体的な説明は難しくとも，治療の進捗状況や現在の状態を定期的に患者へ伝えていただくだけでも不安やストレスの軽減につながる可能性があります．」

👤 緩和ケアチーム心理療法士
「もし可能であれば，微々たるものでも結構ですので，回復の徴候を具体的にご説明いただくと，不安軽減にはより効果的かと思います．」

👤 緩和ケアチーム理学療法士
「担当セラピストからの報告では，入院当初と長期的な視点で比べると，徐々に心不全症状は改善し，ADLも向上してきているそうです．」

👤 主治医
「分かりました．ありがとうございます．」

👤 緩和ケアチーム医師
「私たちも注意して経過観察していきます．緊急対応も含めて，何かあればすぐにご連絡ください．」

患者に対する各職種のアプローチ

医師
- 自殺企図が循環器疾患の治療に与える影響を明確にする．
- 自殺企図に用いられると予想される危険を，可能な範囲で除去する．
- 身体的要因を除外，鑑別する．
- 処方薬の影響を除外，鑑別する．
- 精神科医へコンサルテーションを行う．
- 患者の治療に携わる医療者全員と綿密な情報共有と症例検討を行う．
- 患者家族に，自殺を企図した，もしくは希死念慮があることを丁寧に説明する．

看護師
- 自殺企図に用いられると予想される危険を，可能な範囲で除去する．
- 家族などから，患者の自宅での様子やこれまでの生活歴を聴取する．
- 精神科医や心理療法士と適宜連携しながら，患者への対応を統一する．
- 希死念慮が疑われる言動を視聴した場合，早期に主治医と心理療法士へ伝達する．
- 自殺未遂を発見した場合，第一に自身と患者の安全と冷静さを確保する．
- 自殺企図を発見した場合，患者の救命と自身の心的外傷を適切にケアする．

薬剤師

- 現在の処方薬が衝動的な行動に影響していないか，主治医と共に確認する．
- 自殺企図の原因や症状に応じた薬物療法を主治医へ提言する．

心理療法士

- 心理検査や面接評価を用いて，自殺企図の原因や重症度の精査を行う．
- 精神科医の指示のもと，心理療法を実施する．
- 患者への関わり方を多職種と共有する．
- 自殺企図対策について循環器内科医と精神科医の間の連携調整を行う．

MSW

- 循環器疾患併存患者の入院加療が可能な精神科医療機関との連携を構築する．
- 利用できる社会資源や，症状改善につながる環境整備などを検討する．

患者マネジメントのポイント

希死念慮や自殺企図の言動に驚かない

　患者から「死にたい」という言葉を聞くと，誰でも驚いてしまう．特に最近は多くの医療機関で電子カルテが導入されており，患者のトピックスに「『死にたい』という発言が聞かれている．要注意」などと赤字で強調されていると，関係する他の職種も動揺してしまう．そのような時は，まず医療者が落ち着いて行動することが重要である．

　まずは，患者の安全を確保する．目に付くところにあるハサミ，ペン，爪切り，不必要な紐類などを移動させたり棚にしまうだけでも，衝動的に自殺企図を図るリスクを下げることができる．次に，希死念慮や自殺企図に至った理由を探す．まずは，循環器科の中で急性の精神症状を呈する他の疾患を除外しておくことが重要である．脳梗塞，脳出血，認知症など，脳血管疾患が原因で衝動的な言動や激しい精神症状が発現することがあるので，まずはこのような身体疾患が隠れていないかを確認する．その上で，身体的な原因が見当たらない場合には精神・心理・社会的な原因を探す．これには，患者との信頼関係と傾聴の技術が必要である．本症例では入院に伴う慢性的なストレスと死への不安，恐怖が垣間見えるので，それが原因の表面であると考えられる．さらに奥には，近親者が同様の病気で死去した経験がある，以前別の疾患で入院した時の経験が影響している，孤独や寂しさを紛らわせたい，多数の医療者が関わってくれることで満足感を得ようと期待しているなど，その理由は無数にある．これを探り当てるには十分な経験と高い傾聴の技術が必要なので，専門家のサポートがあると安心だろう．

　以上のことから，循環器疾患患者に希死念慮や自殺企図などの言動があった場合には，①医療者は過度に反応せず，落ち着いて対応する，②患者の安全を確保する，③脳血管疾患や

認知症などの希死念慮や自殺企図が急性増悪する身体的原因がないか確認する,④精神科医や心理療法士などの専門家のサポートを受けながら,希死念慮や自殺企図の原因や理由を探す,の4つがポイントになる.

現在,国は自殺対策に非常に力を入れており,対応研修会の開催や関連情報の啓蒙・啓発を積極的に行っている.ぜひ一度,自殺総合対策推進センターのホームページ[1]を見ていただきたい.

（庵地 雄太）

引用文献

1) 自殺総合対策推進センターホームページ. Available from：〈http://jssc.ncnp.go.jp/〉（2016年12月10日閲覧）

① 苦痛に対するマネジメント

9 意思決定支援

症例　入退院を繰り返している治療抵抗性の心不全患者・家族

　60代男性．診断は拡張型心筋症（DCM）．薬物治療，非薬物治療（CRT-D，ASV）を導入している．慢性心不全ステージD（治療抵抗性心不全）の病期にある．

　慢性心不全の急性増悪のため，12回目の入院となる（今年に入って既に3回目であり，入院間隔は短くなってきている）．LVEFは10〜15％と心機能は高度に低下しており，中等度の僧帽弁逆流症を合併している．

　現在はドブタミン（ドブトレックス®）減量中で，退院を目指している段階．妻と娘との3人暮らしで，患者・家族ともに医師からの病状説明は理解良好であるが，延命治療を含めたエンド・オブ・ライフケアに対する話し合いは行われていない．患者は，再発予防に気を付けていたものの心不全増悪を繰り返す病状に対して，時々，いろいろなことを考えて眠れなくなることがある．

カンファレンス

　今年に入って3回の入退院を繰り返している治療抵抗性の慢性心不全患者です．主治医チームは，今回の心不全の誘因ははっきりせず基礎心疾患の進行に伴うものと判断し，延命治療に関する同意を取る時期だと考え，患者・家族の意向を聞きたいと思っています．
　一方で，再発予防に対するセルフマネジメントに人一倍頑張っている患者に対して，延命治療に関する意思決定支援を行うことは，患者の希望を失う可能性があります．どのように話し合いを進めて行けば良いでしょうか？

👤 緩和ケアチーム医師
「患者の病期の分類と今後の予後について，主治医チームの見解を教えてください．これまでに，患者・家族にどのような病状説明をされているのでしょうか？　病状に対する患者・家族の認識と受け入れ状況についても教えてください．」

👤 主治医
「今年に入ってから既に3回目の入院であり，心機能が増悪してきています．明らかな誘因はなく，予後は数ヵ月から年内の可能性が高いと考えられます．患者・家族は進行性の疾患であることは理解しており，毎日心不全手帳をつけ，心不全管理は十分されています．患者はまだ60代前半と若く，再発予防のために過負荷にならないように日常生活に注意されています．しかし，こんなに注意しても再発を繰り返していることから，家族に迷惑ば

かりかけていて申し訳ないという発言や，好きな庭いじりやゴミ捨てなども妻にさせてもらえなくなっているから生きる楽しみがないという発言があります．」

👤 緩和ケアチーム医師
「再入院を繰り返している症例であり，延命治療に対する意向を確認する時期であると考えられますが，心身の準備は整っていますか？ 抑うつ状態や気持ちの落ち込みなどはないでしょうか？ また，家族との関係性についてはどうですか？」

👤 緩和ケアチーム心理療法士
「身体機能の低下により運動耐容能が低下してきており，生きがいの喪失や社会的役割の喪失による気持ちの落ち込みはありますが，抑うつ状態ではないと考えられます．家族との関係は良いと思われますが，家族に迷惑をかけているという思いから，ゴミ出しくらいさせて欲しいといった自分の気持ちをありのままに表出できていない状況であると考えられるため，お互いの思いを共有する機会を持つべきではないかと思います．」

👤 緩和ケアチーム看護師
「身体機能の低下からトータルペインが生じており，将来の目標が見えなくなっていると考えられるため，現時点の目標の見直しが必要ではないかと思います．そのため，まず最初に，医療者，患者・家族と患者のQOLの維持・向上に向けた話し合いを行うことが重要であると考えます．患者は将来に対する喪失感があるため，Bad Newsに伴う心的侵襲を最小限にして面接を行うことが重要であると考えられます．そのため，今後も最善を尽くすことを保証した上で，仮定法*を用いたコミュニケーション技法を活用すること，その上で，オープンクエスチョンを用いて生きがいや大切にしていることは何か，現在の患者・家族の気持ちを情報共有し，望む生活や医療について目標を決定することが重要であると考えます．目標の見直しを行った上で，延命治療についての話し合いを行うことが妥当であると思います．」

👤 主治医
「分かりました．説明後のフォローはどうしたら良いでしょうか？」

👤 緩和ケアチーム医師
「一過性の心因反応で，2週間程度は落ち込みが出現する可能性があるので，食欲不振や不眠，表情や言動に注意してください．不安による不眠があれば，抗不安薬の補助的使用も検討しますので，コンサルトしてください．」

👤 緩和ケアチーム看護師
「終末期ケアに対する意思決定に対する話し合いの後には，がっかりした気持ちをシェアすることが大切です．また，患者さんの落ち込みがある場合には，その話題に対する防衛反応である可能性もあるため，本人から自発的な話題があるまで待ってあげることも大切なケアとなります．介入に困ったことがあればいつでも相談してください．」

👤 主治医
「分かりました．」

---

*：今後も，最善の医療を行うことを保証した上で，最悪の事態（もしもの時）に備えた準備が必要であるというコミュニケーション技法を活用すること．

患者に対する各職種のアプローチ

医師
- 患者の病状から病期の判断を行い，必要な選択肢を判断する．
- 患者の心理状況を把握し，必要な治療を検討する．
- 患者・家族の理解状況や受け入れ状況に応じた情報提供内容を検討する．
- 主治医チームの葛藤を共有し，緩和ケアチームと協働できるように調整する．

看護師
- 患者・家族が望む意向や価値観を汲み取り，関係者に情報提供する．
- Bad Newsの伝え方についてのコミュニケーション技法を提案する．
- 意思決定後の患者・家族の気持ちに寄り添い，葛藤や不安の有無を確認する．
- 葛藤や不安があれば必要に応じて支援し，関係者に情報提供する．

心理療法士
- 患者・家族の意思決定能力について評価し，関係者に情報提供する．
- Bad Newsを説明することに耐えられる心理状況か評価し，関係者に情報提供する．
- 説明後の不安や抑うつの評価を行い，必要時に心理療法を実施する．
- メンタルケアが必要な場合には，多職種へ心理療法的介入方法について説明する．

患者マネジメントのポイント

▶ 意思決定支援に耐えられる心身の状況かを判断する

　心身の不安定な状況下では患者の苦痛が大きいため，十分な意思決定能力がない状態であると考えられ，意思決定自体が心的侵襲になる可能性が高くなる．したがって，意思決定支援の前には，患者の心身の状態を，多職種を含めて適切な時期に判断することが重要となる．

▶ 医療者，患者・家族と患者の意向や望む療養生活・医療について話し合うプロセスを重視する

　エンド・オブ・ライフケアに関するディスカッションにおいては，事前指示を機械的に聴取するだけでは，情報不足により患者の意向が尊重されず，QOL向上はしない[1]ことが明らかにされている．患者の価値観や心配事を共有し，患者の意向に沿った目標を医療者とともに考え，望む医療や療養先を決定するといった話し合いのプロセス，すなわちアドバンス・ケア・プランニング（ACP，→p.67）がQOLを高めるために重要である．

▶ 希望を保証しながら現実的に考えられるように話し合いを持つ

本患者は病状経過や病みの軌跡（→p.2）を理解していたが，多くの心不全患者は病みの軌跡を理解しておらず，予後を余命モデルよりも長く認識している傾向がある[2]．そのため，エンド・オブ・ライフケアに対する話し合いに対して，現実的には考えられずタイミングを逃すことが多くある．したがって，話し合いにおいては，患者・家族の病状認識を確認し，病状経過についての正しい知識を提供し，将来について現実的に考えられるように支援することが大切である．それと同時に，絶望感に陥れないように，「最善を尽くすことを保証した上で，もしもの時のことを考え望む医療やケアを考える時期にきている」といったコミュニケーションスキルを活用したコミュニケーションを行うことが，意思決定支援の成功の鍵となる．

▶ 意思決定後は，心的負担の緩和に努める

エンド・オブ・ライフケアに関する情報提供後は，一般的に患者・家族は予後告知にがっかりし，一時的な心理的落ち込みや意思決定の葛藤をきたしていることが多い．そのため，がっかりした気持ちをシェアし悩みを共有し寄り添うことが重要である．一時的な気分の落ち込みは心因反応として当然のことであり，約2週間は気持ちの落ち込みがあることを理解し，心身の回復状態をアセスメントし，患者の自発性を待ち，支援することが重要となる．経過中に不安や不眠などの精神症状が現れた場合には，補助的な薬物療法の検討も考慮する．

（髙田 弥寿子）

引用文献

1) The SUPPORT Principal Investigators：A controlled trial to improve care for seriously ill hospitalized patients. The study to understand prognoses and preferences for outcomes and risks of treatments (SUPPORT). JAMA, 274：1591-1598, 1995.
2) Allen LA, et al：Discordance between patient-predicted and model-predicted life expectancy among ambulatory patients with heart failure. JAMA, 299：2533-2542, 2008.

① 苦痛に対するマネジメント

10 家族ケア・グリーフケア

症例 重症心不全末期でスピリチュアルペインを訴える患者とその家族

　50歳男性．10年前に拡張型心筋症（DCM）と診断され，CRT-D植込み（洞性徐脈，持続性心室頻拍）後，心動細動を契機とする心不全の入院が3回あった．今回は息切れ・歩行困難，BNP上昇，心臓移植再検討（数年前の検討では血行動態は代償されていたため，心移植の登録できず）・加療目的で入院となった．入院時，心拍出量2 L/分，心計数1.1 L/分/m^2，LVEF20％，肺動脈楔入圧33 mmHg，NYHA分類Ⅳ度，BNP1,700 pg/mL，LOSのため，高用量の強心薬を投与中で漸減の目途が立たない状態であった．腎臓・肝臓への臓器障害も認めており，本人・家族にも移植の適応がない（3年前にがんの既往があり，現時点では心臓移植の適応なし）こと，病状と急変の可能性について説明がなされた．その後より，うつ傾向，食欲不振が生じている．「先が見えない」不安や「家族に迷惑をかける（経済的な問題）」といったスピリチュアルペインを訴えている．また，熱発しているが本人が中心静脈ライン入れ替えも拒否しており，治療に行き詰っている．

カンファレンス

　病状説明後より，うつ傾向と入院が長引くことでの経済的な問題からスピリチュアルペインを訴えています．「ルートを入れ替えたら入院が長引く」，「どうせ死ぬなら何もしなくても良い」と，ルートの入れ替えもできない状態です．DNARを希望していますが，臓器不全を認めており，この感染で急変する可能性もあります．食欲不振や倦怠感，呼吸苦も訴えており，症状緩和も含めてどのように対応すれば良いでしょうか？
　家族は「生きて欲しい」という思いを持っていますが，現在の本人の状況に困っておられます．また「これからどうなっていくのか」という不安も訴えています．家族への介入もお願いします．

緩和ケアチーム医師
「今後の見通しと治療の可能性を教えてください．」

主治医
「まず，感染のコントロールを行いたいのですが，どうすれば協力が得られるでしょうか？肝機能・腎機能も悪化しており，強心薬の減量は難しく，これ以上の治療は困難な状態です．症状緩和を優先したいと思います．」

👤 緩和ケアチーム医師
「自暴自棄になっているのか，ルートを入れ替えたくない本当の理由はなんでしょう？」

👤 心理療法士
「本人は，突然死すると思っていたようで，入院が長期化することで家族や仕事はどうするのかといった不安が一番の心配と言っていました．自暴自棄とも言える発言がありますが，本人は冷静に客観的に物事をみていると思います．父親を同じ病気で亡くしていることなども，病気の受け入れに影響しているかもしれません．」

👤 緩和ケアチーム看護師
「家族は本人の選択（ルートの入れ替え拒否）をどのように思っているのでしょうか．家族以外に支えになる人はいますか？ 食事や睡眠はとれていますか？」

👤 主治医
「家族はルートを入れ替えてもう少し頑張って欲しいと希望しています．気がかりの家族や仕事のことを患者と家族間で話し合いがなされているか，詳しい情報は分かりません．支えになる人は，遠方に兄弟がいると聞いています．連絡はとっていて，近々面会に来られると聞いています．睡眠は，睡眠薬を内服して入眠できているようです．」

👤 緩和ケアチーム栄養士
「今のところ高カロリー輸液が投与されており，アルブミンなどのデータも安定しています．食事を見るのもしんどいようですので，調整食に補助食品をつけてみます．身体症状が緩和されれば食欲も改善されてくると思いますので，本人と相談しながら食事形態も変更していきます．食べたいものを食べてもらうことで，食べる楽しみも感じてもらいたいと思います．」

👤 緩和ケアチーム医師
「実際問題，経済的な面や家族のサポートがどれくらい得られるのか，社会資源の活用などについて看護師と医療ソーシャルワーカー（MSW）で協働し，情報収集し必要な情報提供を行っていきましょう．身体的な症状に関しては，呼吸困難に対してモルヒネの内服を頓用で使用し，効果があれば定時内服にしてみましょう．食欲不振に対しては，漢方薬や食欲増加を期待してミルタザピン（リフレックス®）の内服も検討してください．食事に対しては，栄養サポートチーム（nutrition support team；NST）・緩和ケアチーム栄養士と連携を図っていきましょう．」

👤 緩和ケアチーム看護師
「キーパーソンの奥さまを中心に，お子さんが病状をどのように受け止めているか，家族の苦痛についても傾聴し家族がこの危機を乗り越えていけるか，家族の能力をアセスメントしていきます．また家族間でのコミュニケーションの状況を確認していきます．今，経済面が一番心配と言うのは，家族のことを心配しているからだと考えます．万が一の時に残された家族が状況を乗り越えていけるように，本人と家族が話し合って身辺整理ができるよう，サポートしていきます．その話し合いのためにも，ルートの入れ替えを最優先することを家族と一緒に患者に説明していきます．自暴自棄になっている発言もあるので，家族や遠方の兄弟からの関わりを通して自己存在が肯定され，自己受容できることを見守りたいと思います．家族には，今後どのような経過をたどるか説明し，予期悲嘆の軽減が図れるよう心の状態を観察しながら心理療法士と協同し介入していきます．」

患者に対する各職種のアプローチ

医師
- 治療の余地がないか，LOS以外の原因が身体症状に影響していないか検討する．
- 症状緩和のために適切な薬剤の検討を行い，治療の効果のモニタリングを行う．

看護師
- トータルペインの観点から，状態をアセスメントする．
- 本人と家族の大切にしているもの・考え方・価値観などを尊重して関わる．
- 今までのコーピング方法を情報収集し，今の状況が乗り越えられるかアセスメントする．必要に応じて，家族のサポートの強化や社会資源の活用など経済的な問題についてMSWと協同し，必要な情報提供を行う．
- 家族や大切な人との関わりから，自己存在が肯定されるよう家族の力を集めるよう説明する．
- 病棟看護師へ症状の評価と本人・家族の思いを傾聴する時間を持つよう説明する．
- 家族の病状の理解の評価とサポート体制，家族のコミュニケーションパターンを確認する．家族の心理状態に合わせて今後どのような経過をたどるのか情報を提供する．

薬剤師
- 腎機能・肝機能が低下しているため，薬剤の投与量の再検討と経時的な副作用のモニタリングを行う．
- ルートの入れ替えを拒否しており，新たにルートをとることが難しいことが予測されるため，薬剤の投与方法や配合禁忌の有無など確認する．

心理療法士
- 抑うつの評価と治療を拒否している原因を探索する．
- 患者にとっての最大の問題を解決しつつ現状の理解が深まり適切な意思決定ができるよう心理療法（認知行動療法）を実施する．

栄養士
- 栄養状態の評価を行う．
- 嗜好を聞き，治療目標を踏まえた食事内容・形態・補食の検討を行う．

MSW
- 経済状態の把握，活用できる社会資源の情報提供を行う．

患者マネジメントのポイント

▶ 本人の"気がかり"を再優先に解決し，現状を適切に見極められるようにする

　本症例では，「どうせ死ぬのなら何もしなくて良い」と自暴自棄な発言を認めたが，心理療法士がその理由を傾聴すると，「家族に経済的な負担をかけたくない」ことであった．このように負担感を感じている場合，「何(誰)に対する負担感を抱いているのか」を明確にする必要がある．気がかりを解決することで，現状を適切に認識できるようになるからである．本症例では，今まで患者自身が意思決定を行い，問題解決型のコーピングをとっていた．家族のコミュニケーションのネットワークは全開型(→p.75)で，お互いに情報を共有できる家族であった．しかし，患者がとった「ルートの入れ替えを拒否する」という行動は，一見問題を解決するかのように思われるが，患者が抱える負担感の根本的な解決にはなっておらず，残される家族が患者の死後どのように過ごしていけば良いか，患者の希望を含めて家族間で話し合うことが問題解決となることを認識してもらう必要があった．実際には，万が一の場合，残される家族がどの預金をどのように使って生活していくのか，ローンはどうするのか，自宅は売却する方が良いのかなどを具体的に話し合うことで，患者の負担感は軽減していった．また，兄弟のサポートも加わり，ルートの交換を承諾した後からは適切に現状を見極められるようになり，最期まで自律した意思決定を行い，残された時間で自己の役割を実感しながら過ごすことができていた．

▶ 家族ケアの対象は患者と家族であり，家族ケアがグリーフケアにつながる

　本症例の患者・家族は入院して早期に，末期であること，急変の可能性があることの説明を受けている．患者だけでなく，家族も同じように大きな危機に直面しているが，患者の前や社会生活の場では気丈に振る舞わねばならないことが多い．医療従事者は家族の環境・役割の変化，不安や気がかりなどを傾聴し，家族が危機を乗り越えられるよう介入していく．本症例では，患者の状態が安定しているときは，家族間での話し合いを勧め患者自身が心残りのないように配慮した．また，ライフレビュー(→p.173)を行うことで，患者も家族も自己存在を再確認できるようにした．患者の状態に応じて家族の気がかりも変化していくため，今後どのような経過をたどるのかを事前に説明し，家族が状況を理解できるようにした．これは，意識のあるうちに患者の希望を聞き，相談しておかなければならないこと(仕事の引継ぎ，財産や葬儀・身辺整理など)の話し合いを促し，家族が患者の意向を引き継ぐことにつながる．
　終末期は，家族間の調整や患者の状態を報告するなど，家族が安心して休息を取れるような配慮を行った．具体的には，患者と同じように体調の変化はないか，食事や睡眠はとれているかなど適宜家族と面談を行い，感情を表出できる場をもった．面談を通して，家族が予期悲嘆のどのプロセスにいるか把握し支援した．「生きて欲しい」という家族の希望を支えつつ，悪化していく患者の姿や具体的な死への準備(葬儀や遺品となるものの整理など)から死を受け入れていくプロセスに寄り添った．死別後の生活について患者と具体的に話し合ったことで，

奥さまは「なんとかやっていける」，長男は「これからは，僕が母をサポートします」と語っていた．

　このように家族ケアでは，患者・家族の意思を尊重すること，家族（大切な人）との関係を強化し，家族との時間を過ごすことが大切である．これは，患者の自己存在が肯定され，患者が安らかに過ごすことを可能にする．患者が安らかである姿は，家族に安堵をもたらす．これは，患者・家族，また医療者のグリーフケアにつながっていく．

〈河野 由枝〉

家族のグリーフケアとして，死別後49日が過ぎてから手紙の送付や遺族会などを開催している緩和ケア病棟やホスピス病棟がある．すべての遺族の状況を把握するのは困難であるが，このような機会を通して家族の悲嘆のプロセスを把握し，必要に応じて受診などを促すことも必要であると考える．しかし，当院では未だ実施できておらず，今後の課題である．

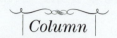

集中治療室における緩和ケア

　集中治療を受ける患者・家族の苦痛には，高頻度の身体的苦痛と心理・スピリチュアルな苦痛の存在があり[1,2]，70％の医療者と40％の家族が何らかのコンフリクトや誤解によるジレンマをきたしていること[3-5]が明らかになっている．

　また，近年，集中治療により一命を取りとめた高度機能低下患者・家族の中に，集中治療後症候群（post-intensive care syndrome；PICS）と呼ばれる集中治療後の長期アウトカム悪化に関連する身体機能障害，認知機能障害，メンタルヘルスの障害を生じるケースが存在し，その患者の1年生存率は50％と予後不良であることが明らかになっている[6,7]．したがって，集中治療室（ICU）の緩和ケアは，集中治療期だけに目を向けるのではなく，治療依存患者を判断し，将来の経過を見据え，集中治療期から連続した緩和ケアを行うことが重要であると考えられる．

　このような背景から，集中治療室における緩和ケアは，入室時から治療と並行して行われる包括的ケア要素と捉えるべきであり，ICUの特性を踏まえた7領域（表2-3）[8]の緩和ケアをICUの実践の中に統合することが推奨されている．そして，ICUにおける緩和ケアチームの介入は，症状マネジメントの改善，患者・家族の満足度の増加，退院後の再入院率の減少，症状コントロールの改善，公的な事前指示〔事前指示書（アドバンス・ディレクティブ）など〕の高い利用，医療者のバーンアウトや倫理的苦悩の緩和，医療システムの節約の増大があることが明らかにされており[9]，集中治療室においても緩和ケアチーム介入が重要である．

表2-3　ICUにおける緩和ケアの7領域

- 症状マネジメント
- スピリチュアルサポート
- 感情面／実践的なサポート
- 患者・家族中心の意思決定
- コミュニケーション
- 継続ケア
- ICU医の感情面／組織的なサポート

（文献8より引用）

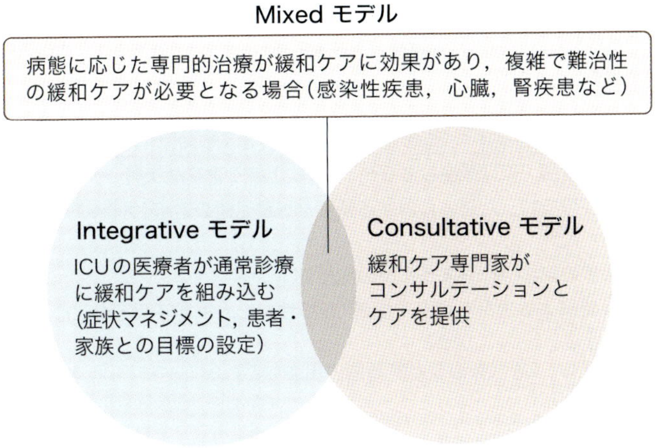

Mixed モデル
病態に応じた専門的治療が緩和ケアに効果があり，複雑で難治性の緩和ケアが必要となる場合（感染性疾患，心臓，腎疾患など）

Integrative モデル
ICUの医療者が通常診療に緩和ケアを組み込む（症状マネジメント，患者・家族との目標の設定）

Consultative モデル
緩和ケア専門家がコンサルテーションとケアを提供

図2-4　ICUにおける緩和ケアモデル

（文献11より引用）

　しかし，ICUは日常的に緩和ケアを行う文化が少なく，①緩和ケアチームの利用や利益に対する認識不足，②死にゆく患者のケアであるという緩和ケアに対する誤解，③緩和ケアチームの利用の限定，④患者，家族が治療の限界や予後に対する受容困難をきたしケアの目標に対するコンフリクトが生じる[10]などの障壁により，実践の中に十分統合されているとは言えない現状がある．

　では，ICUで緩和ケアを実践の中に統合していくにはどうすれば良いのだろうか？諸外国では，ICUにおいて緩和ケアを統合していくための緩和ケアモデルや，緩和ケアチームへのコンサルテーションの適応基準についての提唱がなされている．わが国におけるICUの緩和ケアの体制整備を行う際に役立つと考えられるので紹介する．

　米国の多様な領域や場所において緩和ケアの統合と改善ができるように組織化されたセンター（IPALプロジェクト）が提唱しているICUにおける緩和ケアモデルには，Integrativeモデル，Consultativeモデル，両方を統合したMixedモデルがあり（図2-4）[11]，緩和ケアモデルの選択は，ICUの診療体制や病院のニーズ，対象者の個別性に応じて選択することが推奨されている．そのうちMixedモデルは，病態に応じた専門治療が緩和ケアに効果があり，複雑で難治性の緩和ケアが必要となる場合（感染性疾患，心臓，腎疾患など）が良いとされており，モデル検討の際，考慮することが望ましいと考えられる．

　多くのICU患者・家族は何らかのトータルペインをきたしているため，集中治療室で働く医療者は，基本的な緩和ケアのスキルを持つべきであり，専門家の介入の必要性があると判断した場合に，緩和ケアチームにコンサルテーションし協働するシステムがあ

表2-4 緩和ケアコンサルテーションの適応基準

年齢,病状,コンフリクトが生じた場合など治療・ケアのゴールを検討し,見直す必要のある状態が適応となる.

a ICUでの一般的な適応

- 慢性的な重篤な状態:ICU滞在して5〜14日以上続く重篤な状態
- 生命を脅かす疾患を持った患者に対する特別な医療処置の適応(気管切開,胃ろうなど)
- 80歳以上
- 医学的並存疾患の存在やベースラインの機能低下
- 慢性あるいは難病よる生命を脅かす疾患(転移性がん,末期呼吸不全,心不全,腎不全,ALSなど)
- 特定の急性疾患(人工呼吸を必要とする脳内出血など)
- 全体的な予後不良

b Surgical ICU(外科系集中治療室)での適応

- 患者,家族からの要求があったとき
- 患者,家族,医療者とのコンフリクトが生じたとき
- 30日以上の入院
- ケアの場所が限られた事前指示を持つ患者
- 医師が生命維持治療が医学的に無益であるあるいは潜在的に不適当と考える患者

(文献12より引用)

ることが望ましい.ICU入室患者の14〜20%は専門家のコンサルテーションを必要とするため[12],タイミングを逃さず介入するために,**表2-4**のようなICUにおけるコンサルテーションの適応基準を,施設の状況に応じて作成しておくことは集中治療室における緩和ケアの推進において重要になると考える.今後,当院でも施設や診療科の特徴を踏まえた緩和ケアチームコンサルテーション基準を作成していきたい.

(髙田 弥寿子)

引用文献

1) Puntillo KA, et al：Symptoms experienced by intensive care unit patients at high risk of dying. Crit Care Med, 38：2155-2160, 2010.
2) Anderson WG, et al：Posttraumatic stress and complicated grief in family members of patients in the intensive care unit. Gen Intern Med, 23：1871-1876, 2008.
3) Azoulay E, et al：Prevalence and factors of intensive care unit conflicts：the conflicus study. Am J Respir Crit Care Med, 180：853-860, 2009.
4) Mealer ML, et al：Increased prevalence of post-traumatic stress disorder symptoms in critical care nurses. Am J Respir Crit Care Med, 175：693-697, 2007.
5) Merlani P, et al：Burnout in ICU caregivers：a multicenter study of factors associated to centers. Am J Respir Crit Care Med, 184：1140-1146, 2011.
6) Needham DM, et al：Improving long-term outcomes after discharge from intensive care unit：report from a stakeholders' conference. Crit Care Med, 40：502-509, 2012.
7) Aslakson RA, et al：The changing role of palliative care in the ICU. Crit Care Med, 42：2418-2428, 2014.
8) Nelson JE, et al：In their own words：patients and families define high-quality palliative care in the intensive care unit. Crit Care Med, 38：808-818, 2010.
9) O'Mahony S, et al：Preliminary report of the integration of a palliative care team into an intensive care unit. Palliat Med, 24：154-165, 2010.
10) You JJ, et al：Barriers to goals of care discussions with seriously ill hospitalized patients and their families：a multicenter survey of clinicians. JAMA Intern Med, 175：549-556, 2015.
11) Nelson JE, et al：Models for structuring a clinical initiative to enhance palliative care in the intensive care unit：a report from the IPAL-ICU Project (Improving Palliative Care in the ICU). Crit Care Med, 38：1765-1772, 2010.
12) Nelson JE：Choosing and using screening criteria for palliative care consultation in the ICU：a report from the Improving Palliative Care in the ICU (IPAL-ICU) Advisory Board. Crit Care Med, 41：2318-2327, 2013.

① 苦痛に対するマネジメント

11 終末期の苦痛

症例 強心薬やモルヒネ投与で改善しない
全身倦怠感を訴える末期心不全患者

　72歳男性．3年前に初回心不全入院．精査の結果，心アミロイドーシス（老人性TTR型）と診断された．外来で薬剤調整されていたが，1年前，5ヵ月前にそれぞれ心不全のため入院．心肥大および心機能低下は徐々に進行している．今回，感冒を契機に肺うっ血が増悪し，心不全の診断で入院した．利尿薬〔フロセミド（ラシックス®）〕および強心薬〔ドブタミン（ドブトレックス®）〕の点滴加療を行ったが改善しなかった．強心薬を増量したが，心不全による呼吸困難と全身倦怠感は増強し，症状緩和を目的にモルヒネの持続点滴を開始した．一定の効果はあったが，やがて全身倦怠感が増悪し，尿量低下とともに「身の置き所のない倦怠感」を強く訴えるようになった．

 カンファレンス

　心不全終末期に出現する苦痛と考えられます．オピオイドでも緩和できない苦痛に対してどのように評価・対応するべきでしょうか？

👤 **緩和ケアチーム医師**
「モルヒネの持続点滴を開始してからの経過と，現在の状態を教えてください．」

👤 **主治医**
「モルヒネを開始してから，確かに呼吸困難は改善しました．ただ，全身のだるさはあまり良くなりませんでした．意識はおおむね保たれています．昨晩くらいからじっとしていられない苦しさが出てきたので，モルヒネを増量しました．あまり効果はなく，何とかしてくれ，と叫んでいます．」

👤 **緩和ケアチーム看護師**
「家族の受け止めはどうですか？」

👤 **病棟看護師**
「終末期に入っていることは，医師から説明されていたので理解しています．ただ，苦しいのを何とかしてくれないか，という思いが強いようです．」

11 終末期の苦痛

🧑 緩和ケアチーム医師
「生命予後としてはどのくらいでしょうか？」

🧑 主治医
「もう尿量が少なくなっており，腎機能も悪化しています．あと3日くらいもつかどうか，というところだと思います．強心薬と利尿薬の増量も，効果は期待できないと考えています．」

🧑 緩和ケアチーム医師
「治療抵抗性の苦痛と考えられます．治療目標を苦痛緩和に置き，そろそろ鎮静を検討する時期ではないでしょうか．」

🧑 主治医
「鎮静はどのように行ったら良いでしょうか？」

🧑 緩和ケアチーム医師
「まず浅鎮静から開始しましょう．ミダゾラム（ドルミカム®）を持続点滴でいかがでしょうか．0.2 mg/時で開始し，必要により増量してください．」

🧑 主治医
「分かりました．」

🧑 緩和ケアチーム薬剤師
「呼吸抑制に注意してください．呼吸数が10回/分以下になるようなら，減量や中止が必要です．」

🧑 病棟看護師
「ミダゾラムの点滴をしていても急に苦しくなったときは，どうすれば良いでしょうか？」

🧑 緩和ケアチーム医師
「ミダゾラムを1時間分，早送りしてください．その際には酸素飽和度と呼吸回数の十分なチェックをお願いします．」

患者に対する各職種のアプローチ

医師
- 最適な心不全治療がされているかを確認し，継続する．
- 患者の生命予後を把握するように努める．
- 鎮静薬開始後は，鎮静深度に応じて適切な投与量になるように調節する．

看護師
- 苦痛の種類や程度を評価し，医師に伝達する．
- 鎮静に対する本人，家族の希望を確認する．
- 鎮静薬開始後の呼吸抑制やバイタルサインの変化に注意する．
- 終末期に予想される身体的，精神的変化を家族に伝える．

薬剤師
- 鎮静薬の種類や投与量を医師と検討する．
- 鎮静薬による副作用を医師や看護師に知らせ，注意を喚起する．

患者マネジメントのポイント

治療抵抗性であること，終末期であることをもう一度確認する

　終末期とは，「患者がもう助からない状態」を言う．明確な定義はないが，日本病院協会は，**表2-5**の3条件を満たす場合と定義している[1]．心不全では病気の性質上，終末期に入ったことを見極めるのは難しく，多職種カンファレンスでの合意が特に重要となる．終末期の心不全で，オピオイドでも耐えがたい苦痛を認める場合は，鎮静薬投与開始を検討する必要がある．しかし，薬剤によって意図的に意識を低下させる鎮静は，残された短い期間でのコミュニケーションのチャンスを損なうことになるため，倫理的な懸念が出てくる．つまり，①医療者の意図（苦痛緩和を目的にしていること），②自律性原則（患者の意思と家族の同意），③相応性原則（鎮静が最も状況に相応な行為と考えられること），の3条件を満たすことを確認する必要

表2-5　終末期の定義（日本病院協会による提案）

- 医師が客観的な情報を基に，治療により病気の回復が期待できないと判断すること
- 患者が意識や判断力を失った場合を除き，患者・家族・医師・看護師などの関係者が納得すること
- 患者・家族・医師・看護師などの関係者が死を予測し対応を考えること

（文献1より引用）

がある[2]．どのような終末期を患者や家族が望んでいるかを確認した上で，苦痛を緩和する最小量の鎮静薬でコントロールすることを目指す．

終末期の苦痛が疑われるときは，まず患者がどのような苦痛を訴えているか確認したい．耐えがたい苦痛の原因となっている病態に対して十分な治療がなされているか，また改善が見込めない終末期の状態なのかを，カンファレンスで再確認することが重要である．これらが満たされれば，通常は苦痛緩和が治療目標になるため，鎮静薬投与が一つのオプションとなる．

苦痛緩和とコミュニケーション維持のバランスをとる

本人にとっても家族にとっても，終末期の苦痛は耐えがたいものである．しかし，鎮静薬を投与することで，終末期の貴重な時間に患者と家族がコミュニケーションを取れなくなることも，できれば避けたいところである．したがって，初めは浅鎮静から入り，鎮静薬を漸増することで，コミュニケーションを図りながら苦痛緩和を達成できるポイントを探る．日中に家族が面会するような場合は，夜間のみ鎮静するといった間欠的鎮静をすることもある．

本人と家族の意向を尊重する

終末期の苦痛は，患者だけでなく治療する医療従事者にとっても辛いため，一刻でも早く鎮静薬を開始したい気持ちになる．しかし，故意に意識を落とす治療の開始は本人と家族の価値観に基づくべきである．鎮静方法，目標とする鎮静レベルなどを患者と家族に説明し，希望を確認した上で開始する．

呼吸抑制，血圧低下に注意する

心不全の終末期はただでさえ低酸素血症をきたすことが多く，鎮静薬による呼吸抑制や循環動態の悪化が致死的になる場合がある．そのため，鎮静開始後は頻回にバイタルサインを確認する．本症例で使用されたミダゾラムのほか，近年では，集中治療でよく使用されるデクスメデトミジン（プレセデックス®）が用いられることがある．デクスメデトミジンは人工呼吸中や離脱後，非挿管手術の際などに使用される鎮静薬であるが[3]，循環動態に与える影響が比較的少なく，不安定な患者でも使いやすい反面，十分な症状緩和が得られない場合も少なくない．デクスメデトミジンで不十分であれば，躊躇なくミダゾラムに切り替える必要がある．終末期鎮静の処方例としては，①ミダゾラムを0.2 mg/時の持続点滴で導入，0.2～5 mg/時で維持，必要に応じて2.5 mgを追加投与や，②デクスメデトミジンを0.2～0.7 μg/kg/時で持続点滴投与などがある．

〈菅野 康夫〉

引用文献

1) 日本病院協会：終末期医療に関するガイドライン．Available from：〈http://www.ajha.or.jp/voice/request.html〉
2) 日本緩和医療学会：苦痛緩和のための鎮静に関するガイドライン2010年版．Available at：〈https://www.jspm.ne.jp/guidelines/sedation/2010/index.php〉
3) 丸石製薬株式会社：プレセデックス®静注薬200 μg「マルイシ」添付文書．2014年3月改訂（第7版）．

① 苦痛に対するマネジメント

12 フレイル

症例 フレイルサイクルの悪循環が危惧された患者

　自宅内でのADLは何とか自立していた84歳男性．診断は急性非代償性心不全，虚血性心筋症，慢性心不全．以前より心不全の増悪にて入退院を繰り返しており，今回も安静時呼吸苦を主訴に入院し，利尿薬，強心薬〔ドブタミン（ドブトレックス®）〕にて加療中．「死にたい」，「辛い」などの発言が多いため，うつ状態と活動性低下に対して緩和ケアチームへの介入依頼があった．

 カンファレンス

　入院前から活動性が低くフレイル状態であった患者が入院を契機にうつ状態となり，安静による廃用も加わってフレイルサイクルの悪循環により要介護状態となる危険性が考えられます．このような患者に対してどのようなアプローチを行うべきでしょうか？

👤 緩和ケアチーム医師
「患者の病状とコンサルト内容について教えてください．」

👤 主治医
「現在，心不全は改善傾向でドブタミンの減量を図っているところです．ただ，精神的な落ち込みがあり，死にたい，生きているのが辛いなどの発言があります．また，日中はほぼ臥床して過ごされていて活動性も低下しており，うつ状態と活動性低下に関して介入をお願いしたいと考えています．」

👤 緩和ケアチーム医師
「カンファレンスの前に，緩和ケアチーム看護師に面談をしてきてもらいました．どのような様子でしたか？」

👤 緩和ケアチーム看護師
「閉眼がちで言葉数は少なかったです．精神的なストレッサーについて尋ねるといっぱいあるとの返答でしたが，原因は特定できませんでした．サルコペニアや食欲低下もあり，フレイルの状態と考えられます．」

12 フレイル

👤 緩和ケアチーム医師
「それでは，うつ症状の継続的なアセスメントとサポートに関しては心理療法士にお願いしましょう．うつ状態への介入だけではなく，サルコペニアに関してはリハビリの導入，食事に関しては栄養士の介入が必要ですね．」

👤 緩和ケアチーム看護師
「入院前の生活状況はどうだったのでしょうか？」

👤 病棟看護師
「独居の方ですが，近所に娘さんが住んでいて，時折，様子を見に行かれていたそうです．食事は宅配を利用して，日常生活は何とか自立しておられましたが，外出する機会はほとんどなかったそうです．介護保険などのサービスも利用していなかったとのことです．」

👤 緩和ケアチーム理学療法士
「現状のADLはどのような状態でしょうか？」

👤 病棟看護師
「現在，排尿は尿器，排便は見守りでポータブルトイレに移乗しています．食事はベッドをギャッジアップして食べています．それ以外の時間はほとんどベッドに臥床しています．」

👤 緩和ケアチーム理学療法士
「このままでは廃用の進行に伴って，筋力低下のみではなくうつ状態や食欲低下も進み，要介護状態に陥る危険性がありますね．看護師と協力して，車椅子での散歩やロビーまでの歩行など日中の活動性を上げていきたいと思います．リハビリに関して，運動の制限などはありますか？」

👤 主治医
「ドブタミンが終了するまでは病室内での運動にとどめてください．ドブタミン終了後は，積極的に歩行練習などを行っても結構です．」

👤 緩和ケアチーム栄養士
「リハビリと並行して低栄養の改善も重要ですので，患者さんと相談して食べやすい補助食品の提供を検討してみます．」

👤 緩和ケアチームMSW
「今後，自宅退院を目指す際には介護保険を導入して生活環境の調整をする必要があると思われますので，ご本人の意向やご家族の支援体制，家屋状況の確認も進めていきます．」

患者に対する各職種のアプローチ

医師
- フレイルの構成要素である筋力低下などの身体的問題，うつなどの精神・心理的問題，独居などの社会的問題を分析し，それぞれの問題に各職種が適切に介入できるようにマネジメントする．
- 心不全は改善傾向であることを伝え，今後の治療目標を説明することで患者の不安を軽減する．

看護師
- 患者の言動の注意深いモニタリング，食事摂取状況の確認を行う．
- 現状態で可能な気分転換方法を患者と一緒に検討する．
- 日常生活の中で座位や歩行などの機会を取り入れる．

理学療法士
- 病棟看護師と連携し，病棟での活動性向上につながるリハビリテーションプログラムを立案する．
- 患者の精神状態を考慮し，短期間に達成可能なリハビリテーションの目標を設定し，できるようになったことへのポジティブなフィードバックを行う．

心理療法士
- カウンセリングを通してうつ状態の原因や程度を評価し，精神科へのコンサルトの必要性を検討する．
- 患者の精神的な問題への対応における注意点を病棟看護師に伝達する．

栄養士
- 栄養障害の原因を評価し，必要栄養量が充足できるように栄養管理を行う．

MSW
- 自宅，転院，施設入所などの退院先を検討する際に，患者・家族の意向を確認し，関係職種と連携して動作能力，家族の支援体制，家屋状況などを把握し，必要があれば介護サービスの調整を行う．

患者マネジメントのポイント

フレイルサイクルの悪循環から脱却するためには多職種の連携が必要である

　フレイルとは，高齢期に生理的予備能が低下することでストレスに対する脆弱性が亢進し，生活機能障害，要介護状態，死亡などの転帰に陥りやすい状態を指す．筋力の低下により動作の俊敏性が失われて転倒しやすくなるような身体的問題のみならず，認知機能障害やうつなどの精神・心理的問題，独居や経済的困窮などの社会的問題を含む概念である[1]．フレイルの要素であるサルコペニアは日本人の心不全患者の20％に認め，心不全の予後に関連する重要な因子であるとも報告されている[2]．

　本症例のように，もともと活動性の低い高齢者が入院というストレスによりうつ状態となることで食欲が低下し，低栄養状態となり，サルコペニアが進行する．サルコペニアの進行により筋肉量が減少し，筋力が低下することで活動性がさらに低下したり，うつ状態がさらに悪化したりする．すなわち，「フレイルサイクル」と呼ばれる悪循環が起こる．

　この悪循環から脱却するためには，フレイルの原因となる患者の身体的問題，精神・心理的問題，社会的問題を多面的に評価し，それぞれの問題に早期に介入することで生活機能の維持・改善を図ることが重要である．本症例の場合，心理療法士がうつ状態に対してアセスメントを，リハビリテーション職種がサルコペニアに対して筋力増強などの運動介入を，栄養士が低栄養に対して栄養管理を，医療ソーシャルワーカー（MSW）が社会的問題に対して支援を行い，多職種が連携してフレイルを改善することが必要である．

　また，一般的に身体的フレイルに対するリハビリテーションは，筋力増強を主とした運動と栄養介入が有効である．しかし，うつ状態のため活動性や意欲が低下している患者では，まず，「動けるようになってきた」と患者が実感できるような短期間に達成可能な日常生活に直結した目標設定を行い，低負荷・短時間の練習から開始する方が良い．そして，病棟看護師と連携して徐々に日常生活での活動性を高めていくことが意欲向上にもつながり，フレイルの進行を予防する上で効果的である．

（山本 幸夫）

引用文献

1) 日本老年医学会：フレイルに関する日本老年医学会からのステートメント．Available from：〈http://www.jpn-geriat-soc.or.jp/proposal/〉
2) Narumi T, et al：Sarcopenia evaluated by fat-free mass index is an important prognostic factor in patients with chronic heart failure. Eur J Intern Med, 26：118-122, 2015.

① | 苦痛に対するマネジメント |

13 社会的苦痛

> **症例** 疼痛，ADL低下，食欲不振のため
> 自宅への退院が容易でない患者

　80代男性．腹部大動脈瘤人工血管置換術後で，下肢コレステロール塞栓症による下肢潰瘍の加療を目的に入院中である．入院中に心筋梗塞および心不全を発症し，入院が長期化した．下肢潰瘍による疼痛のコントロールに難渋し，移動はベッド周りとADLが低下している．また，原因不明の食欲不振があり，自宅退院の希望が強いが容易ではない．

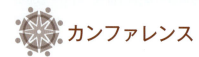

　潰瘍疼痛，原因不明の食欲不振，悲嘆的発言があります．また，入院が長期になっていることから本人，家族ともに自宅退院の希望を強く持っています．治療や関わりについて何かアドバイスをもらえますでしょうか？

緩和ケアチーム心理療法士
「本人と話をしてみたところ，うつ症状はなさそうでした．落ち込みのある状態と考えられます．理解力に問題はなく，食事を摂ることや体を動かすことの必要性は分かっているようですが，実行に移すことが難しいとのことでした．」

緩和ケアチーム医師
「食欲低下については，悪心に対して食後に内服しているドンペリドン（ナウゼリン®）を食前に変更してみてはどうでしょうか？　また，増量することもできます．」

緩和ケアチーム薬剤師
「効果がなければスルピリド（ドグマチール®）への変更が考えられます．うつ症状にも効果があります．」

緩和ケアチーム管理栄養士
「今は食事がほとんど摂れていない状態です．一度制限食を解除してみてご本人の食べたい物，食べられる物から摂るようにしても良いのかもしれません．それでも食事が進まない場合は，いったん中心静脈栄養法（total parenteral nutrition；TPN）の併用で必要栄養量の充足を目指してはどうでしょうか？」

👤 病棟看護師
「本人からは，味を感じないと味覚低下の発言が聞かれます.」

👤 緩和ケアチーム看護師
「口腔ケアで味覚が改善すれば，食欲が増すかもしれないですね.」

👤 主治医
「循環器疾患の治療は目途がついてきました．ADLが低下している状態ですが，本人・家族は自宅退院を希望しています．このような状態で退院の調整は可能でしょうか？ リハビリ転院などを考えてみた方が良いでしょうか？」

👤 緩和ケアチーム理学療法士
「下肢疼痛があるため，積極的なリハビリを進めることは難しい状態です．緩やかなリハビリで介護量の軽減を目標にすることは有効と思われます.」

👤 緩和ケアチームMSW
「食欲低下や下肢潰瘍処置をどうするかという問題はありますが，ケアマネジャーと連携をとり，訪問診療，訪問看護や福祉用具などの在宅支援サービスの利用により在宅生活の態勢を整えることはできると思われます．また，緩やかなリハビリを継続できる病院への転院を調整することもできます．ご本人，ご家族の意向に沿って介入したいと思います.」

👤 主治医
「摂取カロリーを増やす検討をします．方針については本人，家族と話し合いの場を設けるようにします.」

―― その後，TPNの一時併用により栄養状態は改善し，同時に食欲も徐々に回復して経口での必要栄養量の摂取が可能となった．また，本人，家族との話し合いで自宅退院との方針を確認した．MSWから介護保険申請を勧め，ケアマネジャーや訪問看護師などとのカンファレンスを経て自宅退院となった．

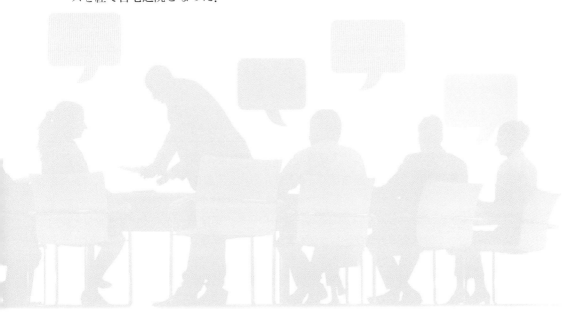

患者に対する各職種のアプローチ

医師
- 必要栄養量摂取に向けて薬剤調整，栄養摂取方法の検討をする．
- 退院後の方針について患者，家族の意向を確認する．

看護師
- 味覚改善に向けて口腔ケアに努める．
- 病棟内リハビリテーションに努める．
- 患者，家族の不安を傾聴する．
- 心不全予防，潰瘍処置方法など，在宅生活における注意点を指導する．

薬剤師
- 食欲不振，味覚低下に影響のある薬剤について医師と検討する．

管理栄養士
- 必要栄養量についての情報を提供する．
- 栄養摂取方法について医師と検討する．
- 家族への栄養指導を実施する．

理学療法士
- 介護量軽減，ADL改善を目標にリハビリテーションを継続する．
- 家族へのリハビリテーション指導を実施する．

心理療法士
- 入院中の面談を継続する．
- 多職種へ心理療法的介入の方法を伝達する．

MSW
- 患者，家族に介護保険制度など社会資源の情報を提供する．
- 訪問診療，訪問看護，訪問介護などの必要と考えられる支援を検討し，それぞれとの連携を図る．
- 患者，家族，ケアマネジャー，訪問看護，福祉用具専門相談員ら在宅支援スタッフと院内スタッフとの多職種合同カンファレンスを実施する．

患者マネジメントのポイント

原因が明確でなかった食欲不振について多方面からアプローチする

　本症例は，入院の原因となった下肢潰瘍の治療経過中に複数の循環器疾患を伴い，入院が長期化することによりADL低下，食欲不振を伴った．食欲低下については明確な原因が分からず，主治医や病棟看護師の悩ましい問題の一つであった．多職種カンファレンスではその点にも注視して検討することにより，さまざまな原因が考えられ，複数の具体的な改善案が提案され，またそれぞれの役割が明確化された．その後カンファレンスでの検討内容を基に治療を進めたところ，患者の状態に大きな改善を認めた．多職種カンファレンスにおいて多方面から検討を行うことにより問題を確認でき，解決に導くことができた．

本人・家族の望む在宅生活実現に向けて院内外の多職種連携を図る

　ADL低下はみられたものの本人の理解力は保たれており，家族の退院に向けての意思も明確であった．一時TPN状態となり，その時点では経口摂取の目途は立っていなかったが，退院希望の意思は変わらなかった．入院前のADLは自立されており，介護サービス利用は初めてで1からの調整となった．退院に向けてはケアマネジャーの選定，訪問診療医や訪問看護ステーションなどとの連携をとった．患者，家族の明確な意思表示，ケアマネジャーらの迅速な協力のもと退院が可能となった．院内の多職種連携に加え，院外の多職種との連携は不可欠だった．

〔長松　耕平〕

② 特別な臨床背景

14 カテコラミン離脱困難

症例 ドブタミン点滴の離脱が困難となった弁膜症性心不全患者

　明らかな認知症状はなく，ADLの比較的保たれた91歳男性．30年前に冠動脈バイパス術施行歴があり，かかりつけ医で経過観察されていた．3ヵ月前より下腿浮腫，胸水を認めフロセミド（ラシックス®）を増量されていたが，呼吸困難が悪化し当院に搬送された．心エコーでは低心機能に加え重度大動脈弁狭窄（AS）を認めた．フロセミドの静脈注射に加えドブタミン（ドブトレックス®）3γ開始．2γまでは減量できたが，心不全が改善せずさらなる減量は困難と考えられた．身体症状は強くないが，長期入院でのストレスが強い．また，本人は自宅退院を希望している．

カンファレンス

　心不全末期のカテコラミン投与例では，減量過程で心不全が増悪し，カテコラミン離脱困難となる症例をしばしば経験します．心不全末期に伴う身体症状に加えて，精神症状や，末期〜終末期をどこで過ごすかに関する社会的問題に関しても話し合います．

緩和ケアチーム医師
「何らかの治療を加えないとカテコラミンは減量できないようですね．ASに対するTAVIの適応はないのですか？」

主治医
「検討したのですが，下肢動脈狭窄や腎不全があること，また大動脈弁輪の石灰化が強くリスクが非常に高いです．ご家族も含めて相談し，侵襲的治療は行わない方針です．」

緩和ケアチーム看護師
「本人や家族の今後の療養場所の希望を教えてください．」

病棟看護師
「ご本人は自宅への退院を強く希望しています．家族の受け入れも良好です．ドブタミンの点滴をしながら在宅医療につなぐのは難しいでしょうか．」

👤 緩和ケアチームMSW
「残念ながら，現時点では在宅医療でドブタミンの持続点滴を行うのは，現行の医療保険制度では未承認のため現実的ではありません．ですが，ご家族が頻繁に見舞いに来られるように，自宅近くの病院への転院は調整できると思います．」

👤 主治医
「分かりました．自宅への退院を目指し，経口強心薬を導入した上で，もう一度カテコラミンの減量にトライしてみます．それと並行して，自宅近くへの病院への転院を調整していただけますか．」

👤 緩和ケアチーム医師
「91歳と高齢ですが，患者の精神症状についてはどうですか？」

👤 病棟看護師
「入院も長期化し，ストレスを強く感じているようです．不眠もあり，訪室すると看護師に強くあたることもあります．せん妄なのでしょうか？」

👤 緩和ケアチーム心理療法士
「私が面談した印象では，せん妄より認知症状の可能性が強いと思いました．ミニメンタルステート検査（Mini Mental State Examination；MMSE）*で18点でした．」

👤 緩和ケアチーム医師
「入院して環境が変わることで認知症状が出てきた可能性もありますね．メマンチン（メマリー®）開始はいかがでしょうか？ 投与量はどうしましょうか．」

👤 緩和ケアチーム薬剤師
「通常は1日1回5 mgから開始して20 mgまで1週間ごとに増量しますが，この患者さんは腎機能障害があるので，10 mgが維持量で良いと思います．」

👤 主治医
「分かりました．開始して効果をみてみます．」

＊：認知症を診断する質問式検査．満点は30点で，21点以下は認知症を疑う．

患者に対する各職種のアプローチ

医師
- 改善可能な心不全の増悪因子や介入できる治療がないか再確認する．
- 経口強心薬を導入し，カテコラミン離脱が可能かを検討する．

看護師
- 本人の希望する療養場所を確認する．
- 患者とコミュニケーションを図り，不安や訴えを傾聴する．
- 心不全症状やバイタルサインの変化に注意する．

薬剤師
- 腎機能に注意を払い，投薬量の調整が適切でない場合は医師に助言する．

心理療法士
- 患者の精神状態を評価する．
- 先が見えない不安感やストレスに対する心理療法的介入を検討する．

MSW
- 転院の希望があれば，受け入れ先との調整を行う．

患者マネジメントのポイント

カテコラミンを減量・中止できる方策はないか再確認する

　心不全患者に対する強心薬投与は，それ自体が心筋に対して有害作用を持つため，投与は最小限にすべきである[1]．一方，強心薬投与は低心機能患者の最も有効な緩和ケアの手段となるため，末期心不全患者に対してしばしば使用され，米国の「ACCF/AHAガイドライン」でもClass IIb適応となっている (表2-6)[2]．しかし多くの場合，強心薬を減量すると再び心不全が悪化し減量できない，いわゆる「カテコラミン離脱困難」に陥る．カテコラミン離脱困難では，長期にわたる持続点滴を余儀なくされるため，QOLを著しく低下させる．投薬調整，貧血や感染など周辺環境の治療，場合によっては侵襲的治療も (適応次第では心臓移植も) 含めて，心不全そのものを改善しカテコラミンを減量・中止できる可能性のある選択肢はないか話し合う．

表2-6 末期心不全に対する強心薬投与のACCF/AHAガイドラインでの推奨

状況	推奨クラス
最終方針が決定されていない心原性ショック患者	Ⅰ
心臓移植や補助循環導入を予定されている薬剤不応性心不全	Ⅱa
末梢臓器不全を伴う低心機能心不全患者に対する短期投与	Ⅱb
緩和ケアとしての長期投与	Ⅱb
末期心不全患者に対するルーチン投与	Ⅲ
ショックや末梢臓器障害の根拠がない患者に対する経静脈投与	Ⅲ

(文献2より引用)

終末期に過ごしたい療養場所を見据えて，何ができるかを話し合う

　カテコラミン離脱困難例は，いわゆる治療抵抗性心不全であり，終末期から死に至る今後の経過が想定される．患者本人・家族ともコミュニケーションをとり，終末期に過ごしたい療養場所やスタイルを確認しておくことが必要である．自宅退院は難しい場合も多いが，自宅近くの病院への転院を調整したり，少しでもカテコラミンを中止できる可能性があれば，自宅環境をあらかじめ整備しておくなどの対応をとることができる．

心理的ケアも重要である

　心不全は入退院を繰り返すため，いったん点滴が開始されても患者は「改善してまた退院できるだろう」という認識を持っている場合が多くある．しかし，カテコラミン離脱困難に陥ると，治療により点滴離脱ができていたこれまでとは状況が異なるため，心理的な葛藤が生じたり，抑うつ状態に陥ったりする．長期にわたる入院により，精神的ストレスも多くなる．心理療法士が定期的に面談して状態を把握し，心理的アプローチをしていくことも症状緩和につながる．

〈菅野 康夫〉

|| 引用文献

1) Cohn JN, et al：A dose-dependent increase in mortality with vesnarinone among patients with severe heart failure. Vesnarinone Trial Investigators. N Engl J Med, 339：1810-1816, 1998.
2) Yancy CW, et al：2013 ACCF/AHA guideline for the management of heart failure：executive summary：a report of the American College of Cardiology Foundation/American Heart Association Task Force on practice guidelines. Circulation, 128：1810-1852, 2013.

② | 特別な臨床背景

15 難治性不整脈

症例　ICDを植え込んだVFストーム

　78歳男性．15年前に拡張型心筋症（DCM）と診断．7年ほど前から意識消失発作が発現し，ICD植え込みとなった．その後も心不全症状の増悪とICD作動に伴う入退院を繰り返しており，現在は11回目の入院．入院中もICD作動が時折あったが，現在はストーム（electrical storm）*の状態となっている．

＊：心室細動（VF）が頻回に発生する状態．

カンファレンス

　NYHA分類Ⅳ度の重症心不全です．カテコラミンの離脱は難しく，尿量は減少傾向で予後不良です．心不全症状は中等度でコントロールされていますが，VFストームが現在の課題です．

👤 緩和ケアチーム医師
「まず，現在の治療目標と今後の見通しを教えてください．」

👤 主治医
「DCMの重症例です．これまでも心不全の増悪やICD作動で入退院を繰り返しています．既に，2回前の入院時には『次に入院したときには，退院できないかもしれない』と説明してあります．現在はカテコラミン10γと酸素吸入で心不全症状はコントロールされていますが，自尿は減少傾向であり，ICD作動を繰り返しています．予後は厳しいです．」

👤 緩和ケアチーム看護師
「病棟看護師の関わりとしてはどうですか？」

👤 病棟看護師
「常に倦怠感が強い印象です．心不全症状もありますが，ICDの頻回作動で心身共に疲弊している印象です．」

👤 緩和ケアチーム医師
「VFに対する薬物は，もう限界ですか？」

👤 主治医
「薬での治療は，限界です．」

👤 緩和ケアチーム医師
「ICDのVF検出閾値を変更するなどの検討はされていますか？」

👤 主治医/病棟看護師
「患者本人および家族はDNARの意思表示をされており，患者本人は『ICDを抜いて欲しい』と話しています．しかし，主治医チームとしてもICDの検出閾値を変更することを常に議論していますが，結論は出ていません．」

👤 緩和ケアチーム心理療法士
「本人および家族の意思決定能力に問題はありませんか？」

👤 主治医
「認知症などはありませんが，患者はうつ状態である可能性はあります．」

👤 緩和ケアチーム看護師
「本人およびご家族の病態や病期への認識はどうですか？」

👤 病棟看護師
「患者本人は，主治医から『次の入院では帰れないかもしれない』と話されていたこともあり，やりたいことや自分が亡くなった後の準備などはおおむね済ませていたようです．ご家族とは常にお話ししていますが，現在の病態や病期は理解していると思います．しかし，ご家族は患者の苦悶する様子を何度も見たり，面会に来院する頻度が増えていることから，疲弊してきている印象です．」

👤 緩和ケアチーム看護師
「ご家族にも余裕がなくなってきているのですね．まずは，家族が交代で面会に来るなどの調整を行って，家族の疲弊を防ぐ対策を取りましょう．」

👤 緩和ケアチーム医師
「ご家族のサポートは，緩和ケア担当看護師を中心に調整をお願いします．ICDの頻回作動についてですが，ICDのバッテリー残量はどの程度ですか？」

👤 主治医
「実は，そろそろ交換を検討しなくてはいけない時期に入っています．」

👤 緩和ケアチーム医師
「では，ICDのVF検出閾値を変更する議論は引き続き科内で続けてください．それと並行して，ご本人とご家族には，ICDの交換を行うかどうかの説明を進めていきましょう．現状から考えると，交換は希望されないと思いますが，患者本人と家族からの『希望しない』という言葉は，VF検出閾値の変更議論にも大きな意味をもたらすと思います．」

👤 主治医
「分かりました．患者と家族への説明と並行しながら議論を続けます．なお，今すぐ何か患者にしてあげられることはありますか？」

👤 緩和ケアチーム薬剤師
「意識下でのICD作動もありますか？」

👤 主治医
「あります.」

👤 緩和ケアチーム薬剤師
「もし患者本人とご家族が希望するようであれば,浅い鎮静を検討してはどうでしょうか?」

👤 緩和ケアチーム医師
「それも方法の一つですね.ICD作動以外の呼吸苦や疼痛はコントロールされているようですが,尿量の低下と腎機能の悪化が見られるので,薬剤の種類や使用方法については緩和ケアチーム薬剤師は主治医に協力してあげてください.」

👤 緩和ケアチーム栄養士
「栄養部としても,栄養摂取の管理に加えて,排便や消化機能についても観察していきます.」

👤 緩和ケアチーム看護師・心理療法士
「私たちは,患者本人とご家族の精神的ケアとグリーフケアをサポートしていきます.」

👤 緩和ケアチーム医師
「よろしくお願いします.本症例については,多職種での議論を重ねることが最も重要です.臨床でのフルサポートに加えて,われわれも主治医チームと一緒に議論を重ねていきましょう.」

患者に対する各職種のアプローチ

医師

- 科内で病状を正確に共有し,適宜コンサルテーションを行う.
- ICD(CRT-Dを含む)を植え込む前の病状説明では,そのデメリットも正確に伝える.
- 患者および家族のQOLを尊重する.
- 可能であれば,ICDを植え込む前に,頻回作動となった場合を想定した話し合いを患者および家族と行う.
- VFストーム症例におけるICDの設定変更や交換について,多職種と議論を重ねる.
- 鎮静などの苦痛緩和を行う際には,本人,家族,多職種などとの間で共通認識を構築することが望ましい.

看護師

- 患者および家族の生活状況,個々の思いや考え方をできる限り詳細に把握しておく.
- 家族の負担に留意し,患者の看護方法や面会頻度などを調整する.
- 患者と家族のQOLを適宜評価する.

薬剤師

- 不整脈治療および苦痛緩和につながる薬物療法を主治医へ提言する．
- 鎮静を実施する場合は，主治医および看護師と綿密な連携を図る．

心理療法士

- 精神的苦痛に対して支持的精神療法などの心理療法を実施する．
- 頻回な電気的除細動による心的外傷に留意し，その評価の後，主治医へ報告する．
- 心的外傷が重度の場合，精神科医へのコンサルテーションを主治医へ提案する．

患者マネジメントのポイント

患者と家族の意思を確認し，多くの医療者でさまざまな選択肢を議論する

　本症例は重症心不全末期例であるため，非常に多くの議論すべき点がある．本項では難治性不整脈に焦点を当てて議論の経過を記載した．不整脈治療はカテーテルアブレーション，ICD，抗不整脈薬などで治療していくが，難治性の症例も少なくない．特にICDやCRT-Dは不整脈による突然死を回避する有効な治療法であるが，致死性不整脈を繰り返す，すなわち除細動の頻回作動をきたす症例では，QOLを下げてしまう側面がある．CRT-D患者の50％以上が何かしらの不安を抱えているという報告もある[1]．

　本症例では，患者本人と家族がDNARの意思表示を行い，ICDの抜去を希望している．しかし，現在の循環器疾患領域にはICDの抜去や機能停止に関する明確な基準はない．そのため，患者や家族が希望していても，主治医を含めた医療者がその希望に沿うことは大変難しい決断となる．このような難治性不整脈症例に対しては，①患者と家族の意思を確認する，②現在の臨床状況ででき得る対処療法を検討する，③できるだけ多くの医療者で包括的に議論を重ねる，という3点が重要になってくる．難治性不整脈症例に対応するときは，患者と家族だけでなく，主治医や受け持ち看護師などの医療者の心的負担へも配慮する必要があり，その点も緩和ケアチームが支えていくことが望ましいだろう．

（庵地 雄太）

引用文献

1) 小林清香：植込み型除細動器患者の心理的適応と認知行動療法的心理教育の効果に関する研究．科学研究費補助金研究成果報告書，2011．

参考文献

- 厚生労働省：終末期医療の決定プロセスに関するガイドライン．Available from：〈http://www.hpcj.org/info/info_index.html〉
- 伊藤弘人：今日の診療から役立つ　エビデンスから迫る循環器疾患とうつ．南山堂，2012．
- 大石醒悟ほか編：心不全の緩和ケア　心不全患者の人生に寄り添う医療．南山堂，2014．

② 特別な臨床背景

16 肺高血圧症

> **症例** 移植待機から外れた末期肺高血圧症の患者
>
> 52歳男性．42歳時に特発性肺動脈性肺高血圧症と診断．肺血管拡張薬であるエポプロステノール（フローラン®）を投与し治療を継続していたが，49歳時に肺移植登録．入退院をしながら移植待機をしていたが，感染症や繰り返す鼻出血で全身状態が悪化し，移植待機が保留となり，当院へ転院した．

 ## カンファレンス

> 病状が悪いことは説明していますが，急変時の対応を確認する必要があります．意思決定支援とともに，疾患特有の症状を考え，症状緩和をどのように進めていくのが良いでしょうか？

緩和ケアチーム医師
「今までの経過と，今後の見通しを教えてください．」

主治医
「なかなか肺移植にならないことに苛立ちを感じていたようです．原疾患進行による心不全，腎不全悪化により，移植保留になったことは理解されています．しかし，本人と家族ともに，可能な限り積極的な治療を希望しています．腎機能が改善すれば，再度移植待機に復帰する可能性があるため，点滴による治療を強化していく方針です．エポプロステノール使用に伴う血小板減少により鼻出血が継続し，耳鼻科に併診をお願いしています．」

緩和ケアチーム看護師
「本人の症状はどうですか？」

病棟看護師
「息切れがあり，経鼻で酸素吸入をしています．また，肺血管拡張薬による顔面の発赤とほてりが強く，冷却剤を適宜使っています．胸痛や，臥床による体幹や関節の痛みもあります．」

緩和ケアチーム薬剤師
「痛みに対して，トラマドール・アセトアミノフェン配合剤（トラムセット®）の内服（3錠分3/日）を開始します．また不眠には，エスタゾラム（ユーロジン®）2 mg/日の内服を開始します．」

👤 緩和ケアチーム栄養士
「食事摂取も不良です．腎機能低下があり，低タンパクで高カロリーの補助食品を追加します．」

―― 症状緩和を開始し，積極的治療が2週間続いた．

👤 緩和ケアチーム心理療法士
「症状が楽になり，精神的に安定しています．」

👤 主治医
「再度，本人と家族に現状を伝えました．腎機能は肺移植の条件まで改善しておらず，まだ移植再登録できないこと．現在は移植保留の状況であり，急変しても移植ができないこと．また，感染や不整脈などを契機に容易に急変する可能性があること，これらを踏まえ，今後の急変時には気管内挿管や人工呼吸器，また経皮的心肺補助装置(PCPS)を使用したいか，相談するように伝えました．」

👤 緩和ケアチーム看護師
「心不全での意思決定支援は，病状安定時も含め，繰り返し検討することが必要です．本人と家族の反応はどうですか？」

👤 病棟看護師
「『移植が来るまで生かして欲しい』と治療に前向きで，悲観的な発言はみられませんでした．」

👤 緩和ケアチーム医師
「移植保留という状況は，孤立感が強く焦燥感にもつながります．本人と家族の精神状態や言動に注意し，チームでの支援を継続します．」

―― 本人家族は，急変時に可能な限りの治療を希望された．その後，治療に反応し腎機能は回復．当院転院1ヵ月後に肺移植再登録となった．

👤 病棟看護師
「3種類の強心薬と利尿薬の持続点滴を継続していますが，再登録となり本人は非常に喜んでいます．」

―― しかし，再登録から数日後，不整脈により失神し，全身状態は悪化した．

👤 緩和ケアチーム薬剤師
「痛みが増悪し，トラムセット®を3錠分3/日から6錠分3/日へ増量しています．」

👤 緩和ケアチーム医師
「現治療で効果が乏しい場合，モルヒネを使用するのはどうでしょうか？」

👤 主治医
「強心薬の点滴を増量し，マスクで酸素投与をしています．また，頓服でモルヒネ2.5 mg/回の内服を開始しました．」

―― 次第に浮腫が強くなり，集中治療室へ移動．内科的治療は限界となり，PCPS装着下での救命も困難と思われ，意思決定を再検討することとした．

主治医
「現状では，PCPS装着下で肺移植の適応はありません．本人・家族と相談し，急変時にPCPS装着はせず，最大限の薬物治療と症状緩和を続けることに同意されました．」

緩和ケアチーム医師
「症状をみながら，フェンタニルの投与などを検討してもいいかもしれません．」

―― その後，腹部膨満感と乏尿が進行．浮腫，呼吸困難と倦怠感はさらに増悪し，死期が近づいた．

緩和ケアチーム心理療法士
「自分の思いや考えが混乱しています．眠らせて欲しいなど，死期を予期する発言が多くなりました．」

緩和ケアチーム看護師
「終末期せん妄ですね．家族の思いも理解し，家族同士が支え合えるよう支援することが大事です．」

緩和ケアチーム薬剤師
「フェンタニル100 μg/日の持続投与を開始しました．」

主治医
「最大限の治療でも改善の見込みはなく，心臓マッサージや挿管をしても予後は厳しいと家族に説明したところ，苦痛のない自然な経過を希望されました．付き添えるよう，一般病棟へ移りました．」

―― 転棟後より苦痛と倦怠感が増悪し，不穏と意識障害を起こした．フェンタニルの持続点滴を200 μg/日まで漸増したところ，症状は緩和され，意識状態は一時的に回復した．しかし翌日，喀血をおこした．呼吸困難が増悪し，苦痛緩和目的にミダゾラム（ドルミカム®）の持続点滴を0.5 mg/時で開始し，症状に応じて2 mg/時まで増量した．その後意識状態は徐々に低下し，家族に見守られ息を引き取った．

患者に対する各職種のアプローチ

医師
- 肺高血圧症の合併症，今後の見通しなどを改めて説明し，不安感を軽減する．
- 病状の経過を見直し，適切なタイミングでの症状緩和のあり方を常に検討する．

看護師
- 摂食状況や睡眠状況，また合併症のみならず，新たに出現する他症状がないか確認する．
- 患者と家族の気持ちを傾聴する．

薬剤師
- 肺血管拡張薬の特徴を，患者と家族のみならず，医療従事者間でも共有する．
- 睡眠薬や鎮痛薬などの薬物療法を医師と検討する．また，開始後の効果反応を評価する．
- 全身状態が悪化していく経過での，苦痛緩和のための鎮静薬投与量を医師と慎重に検討する．

栄養士
- 全身状態が悪化していく経過で，有効な栄養摂取方法を工夫し検討する．

心理療法士
- 経過とともに移り変わる患者と家族の心情を評価する．

患者マネジメントのポイント

肺高血圧症の症状を知る

　肺高血圧症では，呼吸困難のみではなく，有症状期には既に心拍出量も低下し，胸痛，失神，肺胞出血や喀血も起こりやすい．特に，喀血は窒息のリスクも高く注意が必要である．また，右心不全が進行し，浮腫が出現しやすい．腸管浮腫が強くなると，薬剤吸収も悪くなる．薬剤の投与方法を点滴へ変更するなど工夫したい．肺高血圧症患者の合併症を表2-7に示す．

表2-7　肺高血圧症患者の合併症

- 右心不全，不整脈（上室性，心室性），肺胞出血，喀血，血栓症が多い．
- まれに左反回神経麻痺，嗄声もある．
- 重症例の突然死には，左冠動脈主幹部圧排，肺動脈解離，肺動脈破裂が原因のこともある[1]．

▶ 呼吸困難に対して，緩和的鎮静の適応を判断する

　肺出血，喀血を起こすと，呼吸困難はさらに増悪する．患者家族への説明はもちろんであるが，治療抵抗性かどうか予後を評価した上で，苦痛緩和のための鎮静薬投与の開始をチーム内で十分に検討したい．

　緩和的鎮静に使用する薬剤としては，ミダゾラムの持続静注もしくは持続皮下注が標準的である．投与開始量は0.2～1 mg/時で，持続静注もしくは持続皮下注を開始する．1.25～2.5 mg/回の追加投与も可能である．投与量は5～120 mg/日とされている[2]．オピオイド（モルヒネなど）や抗精神病薬〔ハロペリドール（セレネース®）など〕は鎮静作用が少なく，意識に影響するほどの大量投与となると副作用が問題になるため，鎮静を目的とした使用は行わない．ただし，症状緩和目的での投与は継続する．

　肺高血圧症は，近年の治療の進歩により患者生存率は改善したが，完治はいまだ困難な疾患である．肺高血圧の原因はさまざまだが，特発性であれば20代から30代にかけての発症が多く，本来であれば社会活動が最も発展していく時期である．発病により，突然死の恐怖や社会活動の制限，治療に伴う外見的な変化に苦痛を感じ，精神状態は不安定になりやすい．治療により血行動態が安定しても，カテーテル感染，喀血や失神など，症状増悪による入退院は繰り返す可能性がある．

　本症例は，疾患特有の症状に対するアプローチだけではなく，緩和ケアに重要な意思決定支援のあり方，死にゆく患者・家族のケアも含まれ，多職種連携でのチームサポートが重要であった．

（久松 恵理子）

|| 引用文献

1) Demerouti EA, et al：Complications leading to sudden cardiac death in pulmonary arterial hypertension. Respir Care, 58：1246-1254, 2013.
2) 日本緩和医療学会：苦痛緩和のための鎮静に関するガイドライン．Available from：〈https://www.jspm.ne.jp/guidelines/〉

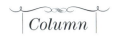

総合病院での心不全緩和ケア実践例

緩和ケアチームと心不全

　これまで，緩和ケアチーム（PCT）と循環器の専門家が協働することは非常にまれであった．循環器の専門家が協働することに対して"気乗りがしなかった"理由として，緩和ケアによって心不全患者がどのような利益を得られるのかを理解できていなかったことや，緩和ケアが利用できるかどうか自体が分からなかったことなどが挙げられている[1]．確かに，重症心不全患者の血行動態の把握や最新のガイドラインに沿った心不全治療（guideline-directed medical therapy；GDMT），心移植や植込型補助人工心臓の適応判断など，高度な専門性が求められる部分においては循環器の専門家による判断が必要であり，緩和ケアの専門家が心不全診療について学ぶ場が極端に少ないことも指摘されている[2]．しかし，心不全緩和ケアにおいても，患者とその家族の健康関連QOL（health related quality of life；HRQOL）向上を目的とした，トータルペインへの対処[3]という面でがんの緩和ケアと大差はない．緩和ケアの専門家は，がん領域とオーバーラップする身体的苦痛や社会的・精神的苦痛などへの対処に優れるばかりでなく，意思決定支援や患者・家族と医療従事者間のコミュニケーションの促進において非常に大きな役割を果たすことができる[4]．

　がん領域で長年培われた緩和ケアの専門スキルを，われわれ循環器の専門家は大いに活かすべきであり[5, 6]，その一方で循環器の専門家は，緩和ケアの専門家に心不全治療の知識をシェアすべきである[7]．しかし，現在わが国の緩和ケアチーム介入患者における非がん患者（心不全を含む）の割合はわずか3％であり[8]，数年前から国内の一部専門施設で心不全緩和ケアに特化した多職種チームによる取り組みも始まったが，新規システム構築に多大な労力を要することも少なくなく，未だ広く浸透しているとは言い難い．

総合病院での取り組みの一例

　久留米大学病院では，重症心不全患者をサポートするために，2015年6月より既存のPCTと植込型補助人工心臓（VAD）チームと協働して，①外来看護師心不全サポート面談，②心不全多職種カンファレンス，③心不全緩和ケアチームの3本柱からなる「心不全支援チーム（Heart failure Support Team；HST）」を立ち上げた（図2-5）．この活動は，多職種チームによるトータルペインに対するケアと意思決定支援を，高齢者の末期心不全からVAD装着・移植検討中の患者に至るまでシームレスに行うことをコンセ

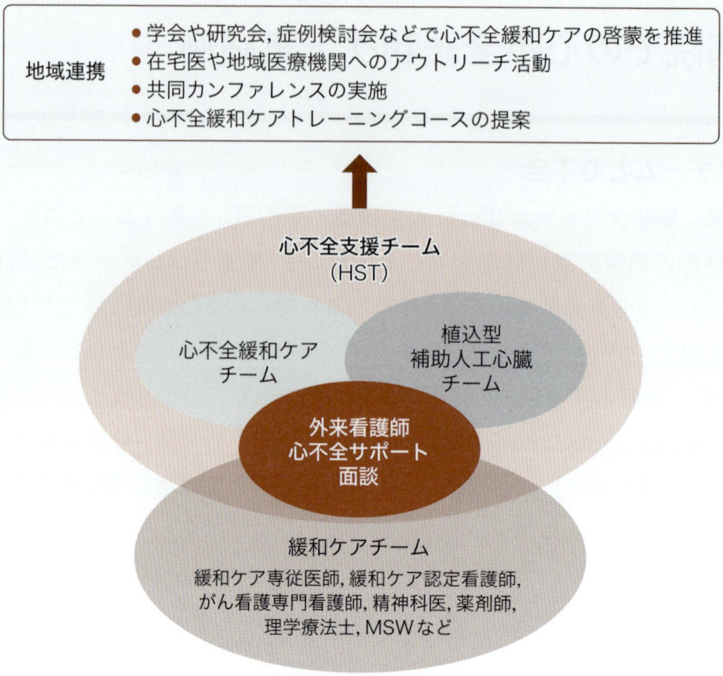

地域連携
- 学会や研究会，症例検討会などで心不全緩和ケアの啓蒙を推進
- 在宅医や地域医療機関へのアウトリーチ活動
- 共同カンファレンスの実施
- 心不全緩和ケアトレーニングコースの提案

心不全支援チーム（HST）

心不全緩和ケアチーム

植込型補助人工心臓チーム

外来看護師心不全サポート面談

緩和ケアチーム
緩和ケア専従医師，緩和ケア認定看護師，がん看護専門看護師，精神科医，薬剤師，理学療法士，MSWなど

図2-5　久留米大学病院の重症心不全患者サポートシステム

プトとしている．このうち入院中の患者を対象とした「心不全緩和ケアチーム」は，PCTに循環器スタッフが常時参加するシステムで稼働しており，オーダリングシステムを共有し，毎週合同カンファレンスを開催している．チーム活動開始後の2015年6月〜2017年1月の期間にPCTに介入依頼があった入院患者連続227例のうち，循環器疾患は18％と血液内科に次ぐ全診療科中第2位の依頼数を占め，大きなニーズを掘り起こすに至った．また，「外来看護師心不全サポート面談」においては，循環器外来看護師と緩和ケアチーム看護師が協働して継続的な意思決定支援と患者教育を行っており，外来と入院，地域医療機関との橋渡し役としても機能している．

心不全緩和ケアの提供は医療環境によってさまざまな形を取り得る[9]と考えるが，既に現在国内に513ものPCTが存在しており[8]，これを活かさない手はない．既存のPCTと循環器専門家が積極的に手を取り合えば，新規チーム構築ほどの人的資源や追加投資を要さずに，循環器と緩和ケアの知識を相補しながら効率良く心不全緩和ケアを行うことが可能であり，今後の普及の一助となるはずである．

（柴田　龍宏）

引用文献

1) Ahluwalia SC, et al：Physician factors associated with outpatient palliative care referral. Palliat Med, 23：608-615, 2009.
2) Whellan DJ, et al：End-of-life care in patients with heart failure. J Card Fail, 20：121-134, 2014.
3) Richmond C：Dame Cicely Saunders. BMJ, 331：238, 2005.
4) Braun LT, et al：Palliative Care and Cardiovascular Disease and Stroke：A Policy Statement From the American Heart Association/American Stroke Association. Circulation, 134：e198-225, 2016.
5) Allen LA, et al：Decision making in advanced heart failure a scientific statement from the American Heart Association. Circulation, 125：1928-1952, 2012.
6) Yancy CW, et al：2013 ACCF/AHA Guideline for the Management of Heart FailureA Report of the American College of Cardiology Foundation/American Heart Association Task Force on Practice Guidelines. J Am Coll Cardiol, 62：e147-239, 2013.
7) Johnson MJ：A palliative care approach for patients with heart failure. Eur Journal of Palliative Care, 13：182, 2016.
8) 日本緩和医療学会：2014年度緩和ケアチーム登録解析. Available from：〈http://www.jspm.ne.jp/pct/pct.php〉
9) Jaarsma T, et al：Palliative care in heart failure：a position statement from the palliative care workshop of the Heart Failure Association of the European Society of Cardiology. Eur J Heart Fail, 11：433-443, 2009.

② 特殊な臨床背景

17 成人先天性心疾患

症例 成人先天性心疾患末期の意思決定支援と家族のグリーフケアが必要な患者

　40歳男性．診断は両大血管右室起始症，肺動脈狭窄症，動脈管開存症．4歳時に右BTshunt術*¹施行，20歳時にFontan術*²施行．その後，徐々に三尖弁閉鎖不全症が増悪したため三尖弁置換術の手術を勧められたが，目標の仕事が終わってからと手術を延期していた．35歳時に脳出血併発，昨年感染を契機に右心不全を併発し，入院した．今回は旅行を契機に体重増加を認め入院となった．入院後，腎機能の低下・高アンモニア血症を併発し，ADLは急激に低下している．

　患者は大学を卒業後，昨年の心不全発症までは会社員として就労し，独立して生活していた．キーパーソンは母親．親は自立して欲しいとの思いから，成人以後，外来は1人で受診していた．なお，母親は三尖弁閉鎖不全症が進行していることを知らなかった．

＊1：BTshunt術：肺血流を増やすため，鎖骨下動脈を肺動脈につなぐ手術．
＊2：Fontan術：上大静脈と下大静脈を肺動脈につなぐ手術（単心室に対して行う手術）．

 ## カンファレンス

　Fontan術後，肝腎症候群の状態で末期状態です．回復が難しい状態であることは本人にも説明しています．母親は，「本人は家に帰りたいと言っている．私は，最期まで息子らしく生きて欲しいと思っています．息子の希望は叶えてやりたい．」という希望があります．われわれは，本人が希望するなら外泊を考えています．しかし，外泊も急変のリスクが高くどのように対応するべきでしょうか？　また，母親は現状を理解しつつもまだ受け入れができていない部分もあります．母親のグリーフケアへの介入をお願いします．

🧑 緩和ケアチーム医師
「予後はどれくらいと予測されていますか？　現在の病状については本人も理解しているようですが，万が一の場合の延命治療については，本人にも説明し希望を聴いていますか？」

🧑 主治医
「Fontan術後の予後は明確にはなっていませんが，今の状態からは予後は数ヵ月と予測します．また，感染や不整脈で急変する可能性は高いと考えます．
　現状については，体外循環は難しく，人工呼吸器を装着することになった場合は離脱が難しい状態であると本人にも説明をしています．しかし，希望を失うことを懸念して，回

復の見込みがない場合の気管内挿管や延命治療の是非，余命については，母親・兄弟の希望で本人には説明していません．」

● 緩和ケアチーム看護師
「前回退院時に，万が一の場合の延命処置や療養の場所について家族で話し合って欲しいことを母親に伝えていましたが，『いざとなると聴けなかった』とのことで，家族間での話し合いはできていないようです．主治医の説明を受けて病状は理解していると思いますが，『生まれた時からこの身体なので』，『自分はこの身体が普通』という認識であり，予後が短いとは感じていないと思います．もし，自宅へ帰るなら，急変のリスクを本人にも説明しておく必要があると思います．外泊は，母親1人では難しいと思いますので，兄弟の協力を得られないか確認してみます．」

● 緩和ケアチーム心理療法士
「本人との面接から，予後は長くないと感じていると思います．今エンド・オブ・ライフに近づいているため余命は正確に伝えずに幅を持たせ，状況は変化する可能性があることを，信頼関係が得られている先生方から説明されるのが良いと思います．」

● 緩和ケアチーム医師
「本人の希望を安全に叶えるためにも急変のリスクを説明し，万が一の延命治療について本人の意向を聴いておくことが望ましいでしょう．外泊中の急変時の対処方法と，本人の意向に沿える救急病院を探しておきましょう．」

● 緩和ケアチームMSW
「本人の意向が分かり次第，自宅付近で意向に沿える病院を調整します．」

● 緩和ケアチーム看護師
「母親に対するグリーフケアですが，『三尖弁の手術をしていれば，このような状態にならなかったのではないか』と，外来を1人で受診させていたことを母親が後悔している発言を幾度となく認めています．」

● 緩和ケアチーム心理療法士
「本人と母親の思いを傾聴し，認知のゆがみがないか評価し，正しい認識が持てるよう介入していきます．母親の心の状態を評価し，状況への対処方法を確認していきます．」

● 緩和ケアチーム看護師
「今まで家族が自立した大人として尊重し関わってきたことを認めながら，予期悲嘆の緩和として，万が一の場合や今後どのような経過をたどるのか，心理療法士と情報交換しながら説明が脅威とならないよう介入していきます．また，ライフレビュー[*3]を行いながら，母子ともに互いの存在について再確認できるよう関わっていきます．さらに，母親自身のサポート体制についても情報収集し，病棟看護師と連携していきます．」

＊3：過去の出来事を振り返る（内省する）または回想すること．ここでは，出生から今までの出来事（楽しかったことや苦労したことなど，肯定的・否定的なライフイベント）を回想していくプロセスのことで，病気をもった子どもが生まれてきたこと，生きてきた意味を見いだす，または再確認（再発見）すること．ライフレビューは，エリクソンの提唱する発達課題の自我統合性を促進すると言われている．

患者に対する各職種のアプローチ

医師
- 病態を踏まえて"surprise question"(「1年以内の死を予測できるか？」)を行い，予後予測を主治医と確認し，ACP(→p.67)を実施する．
- 患者の希望が現実的に可能か検討を行う．

看護師
- 母子関係と子どもの自立，母親への依存の程度の把握を行う．
- 「家に帰りたい」という希望の具体的な理由ややりたいことなどを聴取し，できるだけ希望が叶うよう調整する．
- 母親が状況を適切に認識できるよう，心理療法士と協同し情報提供を行う．
- 自分より先に旅立つ子どもを持つ親の辛い経験に寄り添い，今，生きていることに視点をあてて自責感や後悔を軽減できるよう残された時間を意識して関わる．

心理療法士
- 今までの意思決定方法の再確認と現在の意思決定能力について評価する．
- 母親の心理状態の評価を行う．
- 看護師と連携し，情報が脅威とならないような介入方法について検討する．

患者マネジメントのポイント

遠隔期の合併症と加齢に伴う合併症の管理が必要である

　術式と医療の進歩に伴い，先天性心疾患の95％は成人を迎えるようになった．しかし，根治術に至っていない患者も多く，成人になって術後残遺症や続発症のために再手術が必要となったり，心不全や不整脈(上室性・心室頻拍，徐脈)に高血圧・糖尿病・動脈硬化などの生活習慣病が加わることで，QOLや予後を悪化させている場合がある．特にFontan循環は，構造的に脆弱な右室が体心室という特異な循環であるため，経時的な術後経過から慢性心不全を併発しやすい．Fontan遠隔期合併症には，タンパク露出性胃腸症，上室性頻拍，肺動静脈瘻，心機能低下，心機能低下を伴う房室弁閉鎖不全症，血栓症などがあり[1]，これらを発症するとQOLは著しく低下し，予後は不良である．特にFontan術後に成人した患者(成人Fontan患者)では，心機能より中心静脈圧上昇と低酸素血症が予後悪化に影響するとの報告もある[2]．

　成人先天性心疾患(adult congenital heart disease；ACHD)患者の特徴として，小児期から両親への依存度が高く，自己の病気に対する理解は低い[3]などが指摘されており，各施設が，成人になる前に患者自身が自分の病気を知って(慢性心疾患と同様に)継続した管理が必要で

あること教育する移行期支援に力を入れている．

　患者自身が自分の病気に対する理解を深めながら，職業の選択を含めた就労・結婚・妊娠・出産などについて考えていけるよう，病気を持って生きていくそのプロセスを家族とともに支えていくことが必要になる．

成人先天性心疾患患者の特性を理解し，意思決定の方法を確認する

　成人先天性心疾患患者は，重要な意思決定を親に依存している場合がある．今までの意思決定方法と現在の意思決定の能力(本症例では，高アンモニア血症による意識レベルの変動を認めている)を評価し，本人の意向を再確認する必要がある．

患者・家族の意向に沿うための現実的な問題を共有する

　病状を適切に評価し，患者・家族の希望が実現可能か，問題は何か，何を解決すれば希望が実現できるか，希望のあり方を変える必要があるかなど，十分な話し合いを行い，患者・家族と目標を共有する．

　本症例では，「外泊」という希望を叶えるにあたり，患者に急変のリスクの説明と万が一の場合の延命処置などについて説明し，本人の意向を確認しておく必要がある．また，兄弟の協力がどの程度得られるのか，本人の意向に沿って急変時に対応できる病院が近隣にあるかなどの調整が必要になる．病状は進行していくため，タイミングを逃さないような関わりが大切である．

母親のグリーフを知り，予期悲嘆を傾聴し，寄り添うことで母親のレジリエンスを高める

　先天性疾患の子どもを持つ親は，病気の子どもを産んだという自責感を抱いている場合が多い．また，本症例のように，自分より先に子どもが旅立つ不条理を受け容れることは難しいことが多い．ライフレビューなどを通して，「あなたの子どもとして生まれたこと」，「あなたの親でいられたこと」の意味をそれぞれが感じられるような関わりが求められる．親子が共に行うライフレビューは，母親だけでなく子どものグリーフケアにもつながる．

〔河野 由枝〕

引用文献

1) Gewilling, M：The Fontan circulation. Heart, 9：839-846, 2005.
2) Ohuchi H, et al：Comparison of prognostic variables in children and adults with Fontan circulation. Int J Cardiol, 173：277-283, 2014.
3) 丹羽公一郎：成人先天性心疾患．医学のあゆみ, 249：416, 2014.

② 特別な臨床背景

18 メカニカルサポート

 補助人工心臓装着後に脳血管障害を発症した患者

　64歳女性．拡張型心筋症（DCM）による重症心不全であり，これまでにデバイス治療（CRT-D）を含め十分な心不全治療が施行されてきたにもかかわらず，経過中に腎機能低下を認め，強心薬依存状態となった．今後はVAD治療や心臓移植治療の適応を検討するため当院転院となり，意思決定支援のため緩和ケアチームに相談があった．

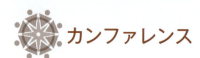 カンファレンス

VAD治療や心臓移植治療を検討する中で，チーム医療はどのようにあるべきなのでしょうか？

👤 緩和ケアチーム医師
「最初に，現在の病状と今後の見通しについて教えてください．また，患者は自分の病状や将来のことをどのように考えているのでしょうか？」

👤 主治医
「強心薬に依存した心不全であり，現状のままであれば心不全改善の見込みはなく，症状緩和が中心になっていくと思います．その予後はREMATCH試験からみると，薬物療法のみでは1年生存率は25％，2年生存率は8％と報告されています[1]．植込型VADを装着したいのですが，現在の日本の保険制度では移植適応を持っていない本症例に対して，植込型VADを装着することは認められていません．移植適応については，心臓以外の臓器が問題ないことが条件ですので，腎機能低下が強い本症例は，腎機能改善が得られない以上は移植適応取得が困難な状態です．」

👤 病棟看護師
「患者は生きたい思いが強いのですが，主治医の先生から腎機能が改善しない以上は心臓移植が受けられないということで落胆しており，今後のことを非常に不安に感じていました．家族も生きて欲しいと強く望んでいます．」

👤 緩和ケアチーム看護師
「主治医から患者および家族には，このまま強心薬投与を継続した際の予後は厳しいこと，

また急変リスクの可能性を説明し，その時の対応についてVAD（この場合は体外設置型VAD）を含めた補助循環などの治療について十分に情報提供しておかなくてはなりません．仮に体外設置型VAD装着となり，その後に心臓移植適応が取得できなかった際には，自己心機能改善が得られない限り体外設置型VADを離脱することは不可能であり，それは一生退院できないことを意味します．もちろん合併症のリスクもありますし，早い時期から説明しておくことで，患者と家族は急変時対応を含め意思決定について十分に話し合う時間が作れます．」

👤 レシピエント移植コーディネーター
「もし，VADや心臓移植という選択肢になった場合，患者および家族は命と人生をかけた重大な決断をしなくてはなりません．患者だけでなく，家族の生活も大きく変わる治療です．VAD装着の選択については，患者および家族がいかなる決断をするにしても，われわれ医療従事者は患者および家族をサポートしていかなくてはなりません．

—— その後，強心薬治療にもかかわらず腎機能改善が得られず，容態が悪化した．現時点では心臓移植適応は認められないが，体外設置型VAD装着によって腎機能改善が得られれば心臓移植適応の可能性も考えられるため[2,3]，移植適応検討が可能となるまでの期間をつなぐ目的でBTD (bridge to decision) として体外設置型VADを装着した．
　体外設置型VAD装着後に状態安定し，腎機能改善も得られたため，心臓移植適応と判定された．その結果を受けて，体外設置型VADから植込型VADへ切り替える手術を施行した〔BTB (bridge to bridge)〕．

👤 主治医
「植込型VAD装着後に，脳梗塞を起こしてしまいました．左半身に麻痺があり，経口摂取も不十分であり，経管栄養を併用しています．今後はリハビリを継続し，長期的には自宅退院も検討していきたいと思います．

👤 緩和ケアチーム医師
「自宅退院に向けて何が必要でしょうか？」

👤 緩和ケアチーム理学療法士
「現在は左半身麻痺および左半側空間無視を認めており，麻痺側の拘縮予防および健側の筋力維持が必要です．病棟看護師と相談しながら，理学療法士がいない時でも病棟でできるリハビリメニューを検討していきたいです．」

👤 緩和ケアチーム栄養士
「経管栄養を併用していますが，嚥下評価では嚥下機能は維持されていました．経口摂取のみでは，十分なカロリー摂取および水分摂取が達成できないため，当面は経管・経口摂取を並行していきますが，将来的には経口摂取のみでカロリー，水分ともに充足できるようにと考えています．植込型VAD装着中の患者であり，1日あたりの飲水量を2,000 mL以上は確保したいと思っていますが，少し時間がかかりそうです．」

👤 レシピエント移植コーディネーター
「植込型VAD装着症例では，24時間365日にわたり機械を操作できる介護人によるサポートが必要です．急変時を含め，最低限の機器操作および急変時対応について学ぶ必要があ

ります．本来であれば，患者本人と介護人として夫を中心とした家族でのサポート体制となる予定でしたが，患者本人が身体介護の必要な状況になってしまいましたので，家族サポート体制の再構築が必要と思います．夫だけではなく，息子たちの積極的なサポートがなければ，自宅退院は困難です．脳梗塞後遺症で患者本人による機器操作は困難と思いますので，家族に機器操作を学んでいただくため，適宜進めていきます．」

緩和ケアチームMSW

「自宅退院に向けては，社会サービスも考えていかなくてはなりません．60歳以上で脳梗塞後遺症がありますので，介護保険が利用できると思います．今後，訪問看護や訪問診療などについては，周辺地域を交えて相談していく必要があります．地域を巻き込んだチーム医療が必要なのではないでしょうか．」

患者に対する各職種のアプローチ

医師
- 多職種との情報共有を常に行い，最善の医療を提供する．
- 定期的に多職種と家族を交えた面談を行う．

看護師
- リハビリテーション進行具合に応じた患者指導を行う．
- 自宅退院に向けて，家庭での受け入れ体制を家族に定期的に確認する．
- 患者の介護方法（食事，清拭，体位変換，排泄など）について家族に対して指導を行う．

レシピエント移植コーディネーター
- 植込型補助人工心臓の機器トレーニングを家族に対して行う．
- 自宅退院を見据えた機器管理指導を行い，不安に対しては傾聴の上で解決策を提示する．

理学療法士
- 廃用予防，機能改善，そして介助量を減少させるためのリハビリテーションを行う．
- 病棟看護師に対してベッドサイドでできるリハビリテーションを指導する．
- 家族に対して車椅子の移乗方法など適切な介助方法を指導する．

MSW
- 自宅退院に備えて使用可能な社会サービスについて，家族へ提供する．
- 訪問看護や訪問診療など，周辺地域を交えてカンファレンスを行っていく．

患者マネジメントのポイント

植込型補助人工心臓の適応を知る

　心不全治療には内科的または外科的治療があるが，ガイドラインに基づいたすべての治療を施行してきたにもかかわらず難治性の重症心不全症例に対して，VAD治療や心臓移植治療が選択肢となる[4]．2011年4月より，わが国においても植込型VADが心臓移植への橋渡し治療（bridge to transplantation；BTT）として保険償還されて以降，従来の体外設置型VADから植込型VADが主流の時代へと変遷した．わが国における植込型VADの適応については，BTTに限られるため，植込型VADの適応は心臓移植適応（後述）と同等であると考えてよい．しかし，体外設置型VADはその限りではなく，心臓移植適応を前提としておらず，急性循環不全の症例に対し，自己心機能回復を期待し使用することができる（bridge to recovery；BTR）．ただし，体外設置型VADをBTRとして適応する際には，当該症例の自己心機能回復が得られなかった際に体外設置型VADから離脱できない可能性がある．その場合には，体外設置型VAD装着下において心臓移植適応を検討し，移植適応が認められた際には植込型VADへ切り替えることも可能となる（bridge to bridge；BTB）．また，体外設置型VADにはbridge to candidacy（BTC）やbridge to decision（BTD）という適応もある．これらは急激に状態が悪化した心不全症例において肝機能や腎機能の可逆性が問題となる症例や，家族背景や本人の意思確認ができていない症例が存在していたりと，急性期に心臓移植適応を判定できない症例に対して移植適応判定が可能となるまでの期間を体外設置型VADで補助するものである．重症心不全に対する治療戦略を図2-6に示す．

　一方，わが国の心臓移植適応は移植登録時の年齢が65歳未満であり，これまでに有効と考えられるすべての内科的および外科的治療が施行されており，心臓移植以外に助かる見込みがない症例である．また，心臓移植適応は，心臓以外に不可逆的な臓器障害を認めず，感染症などの全身性疾患が存在しないことが医学的前提にあり，さらに心理的に心臓移植治療に耐え得るという精神的側面，そして家族背景や家族サポート，経済的サポートなど社会的側面も評価される．

　実際には，心臓移植適応と判定された症例の90％以上は，その待機期間をVAD装着下で待機することになるが，植込型VAD装着症例の場合には，24時間365日にわたり介護人と呼ばれるVADの機器を扱える人と行動を共にすることになり，その介護人のほとんどは家族が担っている．

第2章 チームアプローチで行う心不全緩和ケア

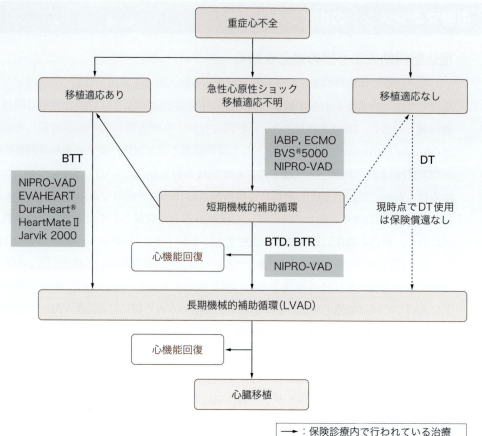

図2-6 重症心不全に対する治療戦略
現在,日本では体外設置型VADとしてニプロ補助人工心臓セット(NIPRO-VAD)とBVS®5000の2機種があり,植込型VADとしてHeartMateⅡ,Jarvik 2000,DuraHeart®,EVAHEARTの4機種がある.
LVAD:left ventricular assist device, BTT:bridge to transplantation, BTD:bridge to decision, BTR:bridge to recovery, DT:destination therapy.

(文献5より引用,国内の現状に合わせて一部改変)

▶ 補助人工心臓装着患者における,装着前から装着後に至るチーム医療の在り方を知る

　本症例のように,VAD治療および心臓移植治療については,医学的適応だけでなく,精神的・社会的適応も求められ,その適応検討には多くの職種が関与する.心臓移植適応検討時期においては,患者および家族は非常に神経質な状態であり,患者や家族に関わる医師(内科医,外科医,精神科医),看護師,レシピエント移植コーディネーター,薬剤師,栄養士,理学療法士,心理療法士,医療ソーシャルワーカー(MSW)など多職種が各々単独でアプローチするわけにはいかず,十分な情報共有が必須である.多職種が効率よく情報共有できるように,当院においてはそれぞれ参加する職種は異なるものの人工心臓カンファレンスおよび緩和ケアチームカンファレンスをそれぞれ週1回設けている.

また，重症心不全患者における意思決定については，患者および家族は命と人生をかけた重大な決断をしなくてはならず，その時間的猶予が必要である．われわれ医療従事者は，各々が専門的立場から，早い段階での十分な情報提供を行っておくことが重要である．さらにVAD治療は，装着後に社会復帰する症例がある一方で，装着後に合併症を起こし後遺症を患う症例も決して少なくない．われわれはVAD装着患者を，その家族も含めて，病院全体で，そして地域全体でケアしていくことの重要性と必要性を感じている．

（黒田 健輔，福嶌 教偉）

引用文献

1) Rose EA, et al：Long-term use of a left ventricular assist device for end-stage heart failure. N Engl J Med, 345：1435-1443, 2001.
2) Khot UN, et al：Severe renal dysfunction complicating cardiogenic shock is not a contraindication to mechanical support as a bridge to cardiac transplantation. J Am Coll Cardiol, 41：381-385, 2003.
3) Russell SD, et al：Renal and hepatic function improve in advanced heart failure patients during continuous-flow support with the HeartMate II left ventricular assist device. Circulation, 120：2352-2357, 2009.
4) 日本循環器学会：重症心不全に対する植込型補助人工心臓治療ガイドライン. Available from：〈http://www.j-circ.or.jp/guideline/index.htm〉
5) Peura JL, et al：Recommendations for the use of mechanical circulatory support：device strategies and patient selection：a scientific statement from the American Heart Association. Circulation, 126：2648-2667, 2012.

② | 特別な臨床背景

19 移植待機

症例1
心臓移植待機中に入退院を繰り返し,
うつ状態となったLVAD装着患者

44歳男性．拡張型心筋症（DCM）でICDと植込型LVADを装着し，心臓移植待機をして3年が経過した．不整脈とLVAD創部感染で入退院を繰り返している．気分の落ち込み，不眠，活動性の低下を認める．

 カンファレンス

頻回のICD作動や創部感染により，不安やうつ状態が悪化しています．症状緩和をどのように進めるのが良いでしょうか？

👤 緩和ケアチーム医師
「今までの経過と，今後の見通しを教えてください．」

👤 主治医
「植込型LVADを装着していますが，自宅で移植待機を続けられません．自宅にいた際，子どもの目の前でICDが作動したこともあり，本人・家族とも不整脈に対して強い恐怖心を持っています．」

👤 緩和ケアチーム心理療法士
「また，患者は『励まされることが辛い』と話しています．」

👤 主治医
「十分に抗不整脈薬を投与しても不整脈が起こります．LVADで循環補助ができているため，心室頻拍や心室細動時にもすぐに意識を失いません．意識清明下でICDが作動しないように，入院中はICDの設定を変更しました．」

👤 病棟看護師
「それでも不安は消えず,自室のモニターで脈を確認しています.」

👤 緩和ケアチーム薬剤師
「エチゾラム(デパス®)4 mg 分4/日,眠前にブロチゾラム(レンドルミン®)0.5 mg/日を内服していますが,不眠です.」

👤 主治医
「心エコーでは大動脈弁逆流も増え,右心機能低下,また腎機能も増悪しています.」

👤 緩和ケアチーム看護師
「悪い知らせばかりで,苦痛がかなり強いようですね.うつ病をスクリーニングするPHQ-9(→p.122)は18点と高く,専門医受診が望ましいです.」

── 精神科専門医を受診し,うつ病の診断でミルタザピン(リフレックス®)15 mg/日の内服を開始した.

👤 緩和ケアチーム心理療法士
「ミルタザピンの内服開始後,前向きな発言を認めます.簡単に達成感を得られるものなどを積み重ね,不全感も解消していくように関わりを継続します.」

👤 緩和ケアチーム薬剤師
「不眠には,エスゾピクロン(ルネスタ®)1 mg/日を追加します.」

👤 主治医
「抗うつ薬を開始し,心理療法士の訪問も続け,状況は安定するようになりました.」

── 不整脈出現や右心不全,腎機能のさらなる悪化はあったものの,精神科専門医の受診も続け,その後約6ヵ月の待機を経て,無事に心臓移植術に至った.

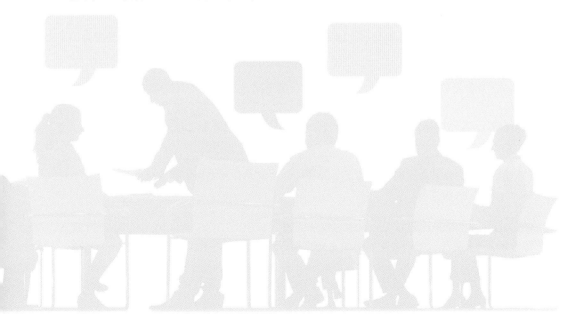

症例2　LVAD装着後も合併症により長期入院が続き，ストレスの強い患者

29歳男性．心臓移植待機中．マルファン症候群で18歳時より大血管置換手術を繰り返し，心機能が低下した．28歳時に植込型LVADを装着したが，肺炎や気胸を繰り返し，人工呼吸器からの離脱に6ヵ月を要した．離脱後も労作時の呼吸困難は続き，LVAD貫通部感染や慢性腎不全の悪化を認めた．長期入院によるストレスが強く，フラストレーションが蓄積している．

カンファレンス

> LVAD装着後も自由のない状態に対して本人の苛立ちが強いです．LVADの管理方法を学ぼうとしない，リハビリをしない，LVAD装着すら自分の意思ではなかったと発言し，自暴自棄の状況です．自立性をもって待機期間を生きていくために，どうすれば良いでしょうか？

緩和ケアチーム医師
「今までの経過と，今後の見通しを教えてください．」

主治医
「今までの大手術後は退院できていましたが，今回は退院の見通しがつきません．先が見えないことも本人のモチベーションが低下している理由と思います．家族は仕事をしながら，現在は週1回遠方より見舞いに来られます．」

病棟看護師
「本人がリハビリに協力しません．LVAD機器管理も看護師任せで，拒否の姿勢が強いです．」

緩和ケアチーム心理療法士
「本人が今までの経過を話してくれました．家族とも今は離れているため，私との会話でフラストレーションを解消している様子でした．若年より病気を発症しており，感情の出し方など，コーピング方法を探していくのが良いと思います．」

緩和ケアチーム医師
「心理療法士の介入を継続しましょう．その他に何か介入できる症状はありますか？」

主治医
「LVAD貫通部感染に対して，洗浄し陰圧閉鎖 (vacuum assisted closure; VAC®) 療法の処置を週2～3回行っています．出血もあり痛みが強いです．」

👤 緩和ケアチーム薬剤師
「トラマドール・アセトアミノフェン配合剤（トラムセット®）の定期内服（3錠分3/日）を開始します．」

👤 緩和ケアチーム栄養士
「病院食に飽きたと，持ち込み食を希望しています．モチベーションにつながるのであれば，栄養状態を悪化させないように注意し週1回の持ち込み食を許可するのはどうでしょうか？」

👤 主治医
「栄養評価を続ける条件で，週1回で持ち込み食を許可します．また，長期に呼吸器を装着し呼吸筋が弱くなっているため，呼吸筋リハビリを今後も継続したいです．」

👤 病棟理学療法士
「いつでも呼吸筋のリハビリができるよう，リハビリ方法を用紙に書き，部屋に貼りました．過度な負荷でLVAD貫通部の状態を悪化させないよう注意しながら続けます．」

👤 緩和ケアチーム看護師
「他のLVAD患者との交流はどうでしょうか？」

👤 主治医
「移植待機をしている患者と家族は，お互い情報交換をしながら助け合っています．患者と家族への心理・社会的支援の一つとして，非常に重要だと思います．車椅子を使用し，息切れの負担を軽減しながら，他患者さんへ紹介したいと思います．」

── 心理療法士の介入を継続し，リハビリテーションで自分のできることが増えた．病棟で他患者との交流も始まり，自己管理に対して拒否的な態度は改善された．

👤 緩和ケアチーム心理療法士
「本人の趣味や興味のあることを共通話題として，皆で共有し会話することで，本人なりのコーピング方法につながっているようです．」

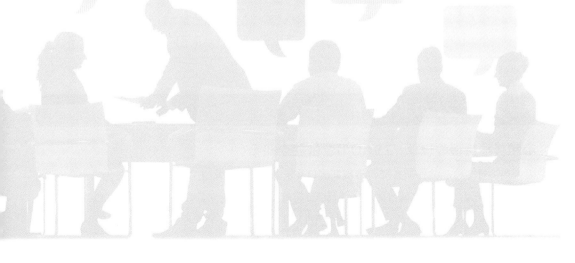

患者に対する各職種のアプローチ

医師
- LVADの機能，合併症について改めて説明し，どのように対処していくか伝える．
- ドナー出現時はいつでも心臓移植ができるように，可能な限り全身状態の安定化を目指す．
- 移植待機は長期化しているため，予測できる因子に対しては個々に応じて早めに対応し，LVAD合併症も含め症状が軽減できるよう努力する．

看護師
- 摂食状況，睡眠状況やLVAD貫通部の状況のみならず，不整脈や意識障害など新たに出現する他症状がないか確認する．
- 患者と家族の気持ち，不安などを傾聴する．

薬剤師
- 鎮痛薬，睡眠薬，抗不安薬や抗うつ薬など，薬物療法について医師と検討する．また，開始後の効果反応を評価する．

栄養士
- 待機期間中は栄養状態を悪化させないよう注意し，栄養評価を継続する．

理学療法士
- LVAD装着後は，LVAD貫通部の状況を悪化させないよう注意し，リハビリテーションを工夫する．
- 多職種にリハビリテーションへの介入方法を伝達する．

心理療法士
- うつや不安感の程度を評価する．
- 精神障害の有無について評価し，適宜精神科へのコンサルテーションを検討する．
- 感情の出し方などコーピング方法を探り，不全感を解消するように心理療法を実施する．

患者マネジメントのポイント

心臓移植待機の現状，LVADの合併症を知る

現在の日本の心臓移植までの待機期間は3年を超え，今後さらに長期化すると考えられる．また，ほとんどの心臓移植待機患者はLVAD装着による待機である[1]．一般的に，LVAD装着により心不全症状は劇的に改善され，植込型LVADであれば在宅管理も可能となるが，QOLの改

表2-8 LVAD装着患者によくみられる合併症

- 脳合併症（梗塞，出血）
- 感染症〔LVADドライブライン（貫通部感染），ポンプポケット（LVADのポンプが入っている部分の感染）〕
- 右心不全
- 大動脈弁逆流
- 不整脈
- 消化管出血
- LVADポンプ機能不全など

善に至る症例ばかりではない．LVAD装着が続く限り，常に表2-8のような合併症を起こす可能性がある．中には致死的ケースもあり，LVAD駆動中止を検討することもある[2]．

待機期間中も，トータルペインを支持する緩和ケアを行う

合併症だけでなく，LVAD装着下の社会生活に対しての不安や戸惑い，また思うようにできない苛立ちや焦り，落胆など，患者と家族の苦痛は計り知れない[3]．24時間付き添う介護人のストレスへの精神的支援，さらに経済上の問題に対しても対応が必要となる．患者と家族の苦痛を多面的にとらえるため，多職種チームのそれぞれの専門性を活かし，支援を考えていくことが重要である．

症例1は，適切なタイミングで精神科専門医へ紹介したことが，移植待機期間を乗り切る手助けとなった．心不全患者の抑うつは頻度が高く，PHQ-9やHADS（→p.122）といった抑うつ・不安の簡便なスクリーニングツールをうまく利用していきたい．症例2はLVAD装着後の患者のストレス対処に対して，特に心理療法士による支援が有効であった．

移植待機中の患者と家族の問題点は多種多様である．チームが密に連絡を取り合い，臨機応変に対応したい．

（久松 恵理子）

参考文献

1) 日本心臓移植研究会：心臓移植レジストリ．Available from：〈http://www.jsht.jp/registry/japan/〉
2) Brush S, et al：End-of-life decision making and implementation in recipients of a destination left ventricular assist device. J Heart Lung Transplant, 29：1337-1341, 2010.
3) 日本循環器学会／日本心臓血管外科学会：重症心不全に対する植込型補助人工心臓治療ガイドライン．Available from：〈http://www.j-circ.or.jp/guideline/index.htm〉

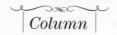

Destination Therapy

　Destination therapy（DT）は，心臓移植を前提としない植込型VADの使用を意味する．世界では2001年のREMATCH試験にはじまり[1]，今日にいたるまでDTの有効性が示されてきた．これらの背景には，VAD治療を必要とする重症心不全患者の増加に加えて，デバイスの進歩，そしてVAD合併症の低下などが関与しているものと考えられる[2,3]．そして，米国においてはVAD装着患者におけるDTの割合が，2006〜2007年では14.7％であったものが，2011〜2013年では41.6％まで増加しており[4]，DTはVAD治療における中心になりつつある．

　一方，わが国では，2011年4月より心臓移植適応を有する重症心不全患者（bridge to transplantation；BTT）に対してのみ植込型VADが保険診療として認められ，以来その件数は急激に増加している．そして，心臓移植適応を有する患者の実に90％以上はVAD装着下に移植待機を行っており，深刻なドナー不足に悩むわが国の移植待機期間は1,000日間を超え，今後さらなる待機期間の延長は必至である．この長い待機期間，すなわち植込型VAD装着後をいかに乗り切るかが重要となってくるが，わが国の2年生存率は89％と，世界に比べても非常に良好である[5]．このような背景の中，わが国でも2016年秋よりDTの治験が開始された．その中で，患者選択基準は「心機能としては心臓移植適応であると判断される重症心疾患の患者であり，心機能以外の理由により心臓移植基準を満たさない患者」とされている．すわなち，心機能低下は心臓移植適応と考えられるが，例えば年齢が65歳以上，腎機能低下が存在する，そして悪性腫瘍根治後5年未満などが該当すると考えられる．また，おのずとこれまでのBTTとしての植込型VAD治療の患者に比べ，年齢が高くなることや並存症も多いことが予想される．

　DT適応はこれまでのBTT適応と異なり，前述のように装着年齢が高くなり，またさまざまな並存症が存在する分，VAD関連合併症も高くなることが予想される．DTでは終末期医療を考えざるを得ない．患者は，VAD関連合併症により終末期または意思疎通困難となった場合などにおいて，いつか訪れる最期をどのように迎えたいかを，VAD駆動停止を含めて事前指示書で意思表示をしてもらうようになっている[6]．この事前指示書には一定の書式があるわけではないが，患者および家族はDTを受けることで生命予後改善やQOL改善へ期待を寄せる一方で，同時にDT以前からこのような終末期についても十分に考えなくてはならない．そして，これらの意思決定においては，主治医だけではなく，外科医師，緩和ケア医師，精神科医師，看護師，レシピエント移植コーディ

ネーター,心理療法士,薬剤師,栄養士,理学療法士,医療ソーシャルワーカー(MSW)など多職種からなる緩和ケアチームの介入は必須であり,患者および家族を装着以前から装着後に至るまで生涯にわたりサポートしていくことが重要である.そして,DTでは,経過中の合併症によっては在宅での介護を含めた地域全体での取り組みも検討事項になっていくものと思われる.

(黒田 健輔,福嶌 敎偉)

引用文献

1) Rose EA, et al：Long-term use of a left ventricular assist device for end-stage heart failure. N Engl J Med, 345：1435-1443, 2001.
2) Slaughter MS, et al：Advanced heart failure treated with continuous-flow left ventricular assist device. N Engl J Med, 361：2241-2251, 2009.
3) Park SJ, et al：Outcomes in advanced heart failure patients with left ventricular assist devices for destination therapy. Circ Heart Fail, 5：241-248, 2012.
4) Kirklin JK, et al：Sixth INTERMACS annual report：a 10,000-patient database. J Heart Lung Transplant, 33：555-564, 2014.
5) 医薬品医療機器総合機構：日本における補助人工心臓に関連した市販後のデータ収集(J-MACS)事業について. Available at：J-MACSより〈http://www.pmda.go.jp/safety/surveillance-analysis/0009.html〉
6) 日本臨床補助人工心臓研究会：我が国における植込型補助人工心臓適応適正化の考え方：Destination Therapyについて. Available at：〈http://www.jacvas.com/view-dt/〉

② 特別な臨床背景

20 ICD停止の判断

症例　心室頻拍によるICDの頻回作動から苦痛をきたす可能性のある患者

　60代男性．診断は拡張型心筋症（DCM）．薬物治療，非薬物治療（CRT-D，ASV）を導入している慢性心不全ステージD（治療抵抗性心不全）患者．経過中に薬剤性間質性肺炎を発症し，被疑薬のアミオダロン（アンカロン®）の中止を検討したが，アミオダロン内服下にてもICD作動歴があり中止せず経過．

　今回，慢性心不全の急性増悪のため20回目の入院となる．LVEFは10〜15％と高度の心機能低下がある．入院後，両側間質性肺炎の悪化に伴う酸素化の増悪から心室頻拍（VT）が頻発し，人工呼吸器を装着し気管切開中．病状の進行に伴い，認知力の低下がある．妻と娘の3人暮らし．なお，前回入院時に，延命治療は希望しないという意向を述べている．

カンファレンス

　難治性のVTが出現しており，抗頻拍ペーシング（ATP）作動では止まらず除細動にて停止することが増えています．患者はステージDの末期心不全の病態に伴う薬剤治療性のVTであり，今後，VTによるICDの頻回作動に伴う患者の苦痛が考えられます．現在，患者の意思決定能力は低下していますが，前回入院時に延命治療は希望しないという意向を述べており，ICDの除細動機能の停止の判断を検討する必要があると考えます．

👤 緩和ケアチーム医師
「現在の病期において，ICDは延命治療にあたるのでしょうか？　まだ，他にできる治療はありませんか？」

👤 主治医
「現在，最大限の薬物療法をしても，感染コントロールが不良でカテコラミンの離脱も困難であることから，ICD治療が延命治療になると考えられます．VT治療についても，薬物療法の調整のほか，電解質のコントロールやICDの設定変更などあらゆる治療を行っていますが，治療抵抗性であると考えられます．」

👤 緩和ケアチーム看護師
「ICD作動時の患者の苦痛の程度はどうですか？ 家族は，ICDの除細動機能の停止についてどのように考えていますか？」

👤 主治医
「ICDが作動したときには苦悶様表情はありますが，作動後の精神的苦痛はないと思います．家族は，患者が延命治療を望んでいないということは理解していますが，少しでも長生きして欲しいと望んでいるため，ICDの除細動機能を停止することに対して抵抗を示しています．」

👤 緩和ケアチーム医師
「患者の現在の意思決定能力はどうでしょうか．」

👤 緩和ケアチーム心理療法士
「意思決定能力については，認知機能の低下があり，コミュニケーションの応答のズレや反応にもムラがあるため，意思決定能力は十分にあるとはいえない状況であると考えられます．作動に伴う精神面への影響ですが，抑うつなどの精神面への悪影響は現在のところ明らかではありません．」

👤 緩和ケアチーム看護師
「家族は，『ICDを非作動にする＝死期を早めてしまう』と認識している可能性もあると考えられます．ICD非作動は死期を早めてしまうものではないこと，安らかな最期を迎えるための選択となり得ることなどの理解が得られているかを確認し，家族と患者にとっての最善について話し合ってみてはいかがでしょうか？」

👤 主治医
「分かりました．家族が非作動の選択をする上で，適切な情報を持っているか確認して，必要時に補足説明したいと思います．」

👤 緩和ケアチーム医師
「説明の際には，直接介入することも可能ですので，必要であればコンサルトください．また，説明後の家族の精神状況や決定後の葛藤にも留意してください．こちらからも適宜フォローアップしていきます．」

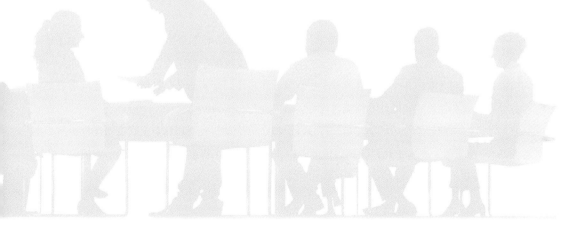

患者に対する各職種のアプローチ

医師
- 患者の病期に対する主治医チームの見解を確認し，ICD停止の妥当性について共有する．
- VT治療について他の治療選択を含めて，主治医チームと検討する．
- ICD停止に対する患者・家族の意向および意思決定能力について把握し，ICD停止に対する患者・家族の意向を評価する．
- ICD停止についての選択肢を説明する際には，説明内容について主治医チームに提案する．
- 緩和ケアチームの見解を記録に残す．

看護師
- ICD作動に伴う苦痛について評価し，関係者に情報提供する．
- 患者・家族のICD停止に対する思いや意向を確認し，関係者に情報提供する．
- ICD停止に関する情報提供内容について，患者・家族の理解状況を確認する．後悔や罪悪感がないか評価し，必要時に補足説明を行う．

心理療法士
- 患者・家族の意思決定能力を評価し，関係者に情報提供する．
- 治療選択に対する説明前後で，患者・家族の心理状態を評価し，関係者に情報提供し，必要に応じて心理療法を実施する．
- メンタルケアが必要な場合には，多職種へ心理療法的介入方法について説明する．

患者マネジメントのポイント

末期心不全の病期の段階において，ICD除細動機能の中止について多職種チームで検討する

　末期心不全患者は，心筋抑制，肝腎機能障害，電解質異常などの背景により心肺停止からの蘇生率は低いとされており，心肺蘇生はNYHA分類Ⅳ度の心不全患者の生存率を増加させないことが明らかになっている[1]．その一方で，除細動機能が作動することによる一時的な身体的苦痛は，疼痛スケールで6に相当するとの報告があり，ショック作動に伴う苦痛は患者に精神的な悪影響をきたす可能性も指摘されている[2]．

　このように末期心不全の病態では，ICDの作動は利益よりも不利益が上回る可能性が多くあるため，多職種チームでICD除細動機能の中止について，利益・負担の両面から検討することが望まれる．

ICDの非作動の適応については，①ICDの継続使用が患者の目標と一致しない場合，②抗不整脈薬の中止，③差し迫った死（死に至る段階での不適切作動），④アクティブなDNARオーダーがある場合が提言されているが[3]，非作動の判断は心臓専門医を含めた多職種チームで行うことが必要となる．そして，意思決定のプロセスにおいては，「人生の最終段階における医療の決定プロセスガイドライン」に基づいて合意形成し，医師のオーダーとして決定事項を文書で提示することが必要である．

適切な情報を提供し，共同意思決定支援を前提とした関わりを持つ

患者および家族は，除細動器が何であるか，それがどのように機能するか理解していないことが多く，ICDを非作動にした直後に死が起こると感じていることが多いといわれている[1]．そのため，「非作動にすること＝死を早めた」という認識につながりやすく，意思決定の葛藤や苦悩を生じやすい．情報提供は，家族の後悔や罪悪感をきたさないように，以下に示すICD非作動化の説明において強調すべき事項を理解し，説明することが望ましい．

- ICDの非作動化が適切であるという心臓専門医を含めた合意をしている
- ICDの除細動機能は，現段階では救命治療ではなくなっている
- ICDの除細動機能を中止することは，死を早めることにはならない
- ICDの除細動機能を中止することは，苦痛を引き起こすものではなく，機能しなくても苦痛を生じることはない
- 必要に応じて除脈に対するサポートを行うが，ペーシング機能は苦痛を伴わず，延命治療にはならない
- 非作動を希望する際には文書を作成する必要がある
- 新たな質問や不安に対処できるように，適切な専門家を確保する

これらの情報を分かりやすい言葉で説明し，患者・家族が医療者とともに共同意思決定支援ができるように，緩和ケアチームメンバーは主治医チームの良き助言者となるとともに，必要に応じて直接介入などの支援を行うことが重要であると考える．

（髙田 弥寿子）

引用文献

1) Johnson M, et al：Heart Failure：From Advanced Disease To Bereavement. Oxford University Press, 2012.
2) Wingate S, et al：Pain in heart patients. In：Beattie J, et al, eds, Supportive Care in Heart Failure, Oxford University Press, 2008.
3) Arrhythmia Alliance：Implantable cardioverter defibrillators in dying patients.

② 特別な臨床背景

21 CHDF導入の判断

症例 病識が乏しく，血液濾過透析を安全に行えない可能性が高い患者

　81歳男性．急性心筋梗塞発症にて当院へ救急搬送され，緊急で冠動脈ステント治療を施行した．入院から20日が経過しているが，広範囲の心筋梗塞であったため心不全コントロールに難渋しており，現在も集中治療室にて治療を継続している．治療の過程で腎機能の悪化を認め，腎代替療法が適応となる状態であるが，高齢であることや統合失調症を有していることから病識が乏しく，また家族のサポートも十分には受けられないという背景があり，持続的血液濾過透析（CHDF）導入に関する相談目的で緩和ケアカンファレンス提示となった．

カンファレンス

　病状経過と患者背景の情報を共有した上で，CHDFによる腎代替療法導入の可否について検討したいです．

👤 緩和ケアチーム医師
「病状の経過を教えてください．」

👤 主治医
「急性心筋梗塞に対し来院後すぐに冠動脈ステント治療を行い，その後の心不全に対し現在CCUにて治療を継続しております．入院時より腎機能が悪く，利尿薬などの薬物治療だけでは心不全コントロールに難渋しているため，病状的にはCHDF導入の適応があると考えているのですが，患者背景を考慮すると現実的に導入は難しいと考えています．」

👤 緩和ケアチーム看護師
「その患者背景について詳しく教えていただけますか？」

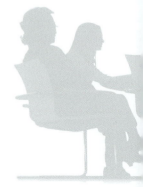

🧑 主治医
「併存疾患として統合失調症を有しており，現在かかりつけ医からの処方薬を継続しています．もともと独居の方なので日常生活は問題ないようですが，今回入院については病識が乏しく，治療協力が得られていない状態です．利尿薬などの薬剤を経静脈的に持続投与しているので，安全に治療を継続できるよう家族の同意をいただいた上で，抑制帯を使用するなどの対応をしています．」

🧑 緩和ケアチーム心理療法士
「キーパーソンとなる家族は誰ですか？」

🧑 病棟看護師
「入院後は弟さんがキーパーソンとなっていますが，もともとは疎遠なようです．キーパーソンの方も高齢であることから，退院後は患者の面倒を見ることができないとのことです．」

🧑 主治医
「CHDFにて溢水状態を改善させ，その間に循環動態が安定すれば，いずれ血液濾過透析は不要になると考えています．しかし，腎機能障害が遷延すれば，維持透析へ移行しなければならない可能性もあります．本人は病状を理解できない状態であるため，家族の方に相談しましたが，今後維持透析が必要となった場合に継続的なサポートができないとの理由で，CHDFの導入を希望されておりません．」

🧑 緩和ケアチーム医師
「総合的に判断すると，主治医チームの考えと同様に，やはり透析の導入は難しいと思われます．現在の薬物治療を継続し，残念ながら心不全が悪化するのであれば，呼吸困難に対する対応が必要となります．今後はモルヒネや鎮静薬の使用についても相談していきましょう．」

🧑 緩和ケアチーム薬剤師
「腎機能が低下しているので，モルヒネを使用する場合は蓄積しないよう投与量を調整する必要があります．」

🧑 緩和ケアチーム心理療法士
「やむを得ない理由から，今回CHDF導入を希望しないと判断したご家族への精神的なケアも考える必要があります．」

🧑 主治医
「分かりました．よろしくお願いします．」

患者・家族に対する各職種のアプローチ

医師
- CHDF導入（非導入）に関するメリット・デメリットを，患者本人ならびに家族へ十分説明する．
- 心不全治療に関し，CHDF以外の方法が存在しないか常に検討する．

看護師
- 患者背景・情報を収集し，CHDF導入に対する意思決定のプロセスを共有する．
- CHDFを導入しない場合は，方針決定後の患者本人ならびに家族への精神的ケアも考慮する．

薬剤師
- 腎機能が悪いため，使用する薬剤に関しては代謝経路（肝代謝／腎排泄）を加味した助言を行う．
- 呼吸困難に対しモルヒネや鎮静薬を使用する場合は，使用する経静脈ラインが増えるため，現在持続投与している心不全治療薬（利尿薬・血管拡張薬・カテコラミンなど）と同じ点滴ラインから投与可能かなどの助言をする．

心理療法士
- 患者本人ならびに家族への精神的ケアの方法を，接する機会の多いスタッフ（主治医グループ・病棟看護師など）へ助言する．

患者マネジメントのポイント

▶ CHDF導入適応に関して，多職種で検討できる場を設ける

　本症例は，低心機能による腎血流の低下や利尿薬の大量使用などによって，腎機能障害が進行した状態である．CHDFを導入することで溢水状態が改善して循環動態が安定すれば，血液濾過透析は離脱できる可能性が高いが，腎機能障害が遷延すれば，維持透析へ移行しなければならない可能性もゼロではない．主治医が透析導入困難であると考える主な理由は，①病識の欠如，②ご家族の協力が得られない，の2点である．患者本人から治療の協力を得られないため，CHDFを導入した場合にバスキュラーアクセス（脱血・送血の際に使用する留置カテーテルやシャント）を安全に維持できるか不明である．わが国では透析導入の可否に関する明確な基準は設けられていないが，日本透析医学会の血液透析療法ガイドライン作成ワーキンググループは，2014年に維持血液透析の開始と継続に関する意思決定プロセスについての提言を行っている[1]．それによれば，薬剤による鎮静または身体的抑制を用いなければ透析ができな

表2-9 「維持血液透析の見合わせ」の検討が必要な状況

(1) 維持血液透析を安全に施行できない
- 多臓器不全・低血圧などで，維持血液透析実施自体が危険な場合
- 器具による抑制や鎮静を行わなければ，透析回路を維持できない場合

(2) 全身状態が不良で，「透析導入見合わせ」の意思が既に明示されている
- 脳機能障害のため，維持透析や療養生活に必要な理解が困難な場合
- 完治不能な悪性疾患の合併のため，死期がせまっている場合
- 経口摂取不能にて，人工的水分栄養補給離脱困難な場合

(文献1より著者作成)

い場合は，「維持血液透析の見合わせ」を検討する必要があるとされている(表2-9)．また，アメリカ腎臓学会・腎臓医師協会からは，透析導入や離脱における医師と患者の意思決定プロセスに関する勧告が発表されている[2]．

本症例の場合，表2-9(1)の「器具による抑制や鎮静を行わなければ，透析回路を維持できない場合」に該当することから透析導入の見合わせを検討する必要があるが，透析導入で溢水さえ改善すれば救命できる可能性が高いため，全力で治療に専念している主治医グループとしては葛藤が生じる場面である．このような場合に多職種で検討できる場を設けることで，主治医グループの決定事項を客観的に評価することができる．

CHDF非導入を決定した後もサポートする

透析を導入しないと決定した場合に，以後訪れる呼吸困難への対処(モルヒネ・鎮静薬の使用)や，家族が自責の念にかられることのないような精神的サポートの方法など，引き続き緩和ケアチームから主治医グループや病棟へアドバイスを継続する必要がある．

(渡慶次 竜生，菅野 康夫)

引用文献
1) 日本透析医学会血液透析療法ガイドライン作成ワーキンググループ 透析非導入と継続中止を検討するサブグループ：維持血液透析の開始と継続に関する意思決定プロセスについての提言．Available from：〈http://www.jsdt.or.jp/jsdt/1637.html〉
2) Galla JH：Clinical practice guideline on shared decision-making in the appropriate initiation of and withdrawal from dialysis. The Renal Physicians Association and the American Society of Nephrology. J Am Soc Nephrol, 11：1340-1342, 2000.

③ 薬剤の使用法

22 オピオイド

症例 重症心不全終末期に出現する呼吸困難に対し，
苦痛緩和目的にオピオイド開始を検討している患者

　66歳女性．拡張相肥大型心筋症（d-HCM）で，以前から心不全入院を頻回に繰り返している．今回，感冒を契機とした両心不全増悪にて入院し，利尿薬・カテコラミンの持続投与を行っている．d-HCM末期の状態であり，利尿薬やカテコラミンの反応が極めて不良である．現在行っている薬物治療で状態が悪化する場合は，本人・家族ともに機械的補助や心臓マッサージを希望していない．

カンファレンス

　今後出現が予想される呼吸困難に対してモルヒネの使用を考えていますが，その導入・使用方法について相談したいです．

🧑 緩和ケアチーム医師
「現状について教えてください．」

🧑 主治医
「d-HCM末期の状態で，入退院を繰り返している患者です．現在利尿薬とカテコラミンを持続投与していますが，反応が悪い状態です．持続的血液濾過透析（CHDF）や人工呼吸器などの機械的補助は希望しておらず，今回は退院が難しいと思われます．」

🧑 緩和ケアチーム看護師
「病状に対する，本人・家族の受け入れはどうですか？」

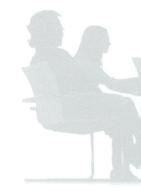

👤 主治医
「以前から心不全による入退院を頻回に繰り返しているため,本人・家族(夫・息子・娘)ともに病状をしっかり把握しています.機械的補助にて延命しても,苦痛を伴う状況になる可能性が高いと理解されているようです.終末期に出現すると考えられる呼吸困難などに対し,モルヒネ使用を含めた苦痛緩和を中心とした対応を提示したところ,本人・家族ともに希望しています.」

👤 緩和ケアチーム医師
「モルヒネ開始時の際は,説明同意書がありますのでそれを活用してください.呼吸困難が労作時のみに出現するなど限定的な場合は,モルヒネ5 mgの頓服から開始することをお勧めします.効果があれば定期内服へ変更し,内服が困難となる場合は経静脈的に持続投与を開始してください.」

👤 緩和ケアチーム看護師
「モルヒネ開始1時間後の呼吸困難尺度の変化と,呼吸回数を含めたバイタルサインのチェックをお願いします.」

👤 緩和ケアチーム薬剤師
「モルヒネ開始時は悪心・嘔吐が約3割,便秘はほぼ全例で出現しますので,制吐薬・緩下薬なども併用してください.」

👤 緩和ケアチーム心理療法士
「本人・家族に対し,心理的サポートとなるような介入も必要になってきます.」

👤 緩和ケアチーム医師
「尿量が低下し,肺うっ血が増悪してくると,モルヒネのみでは呼吸困難を抑えることができなくなり,鎮静薬の経静脈投与併用が必要となることが多いため,その際の対応も相談していきましょう.」

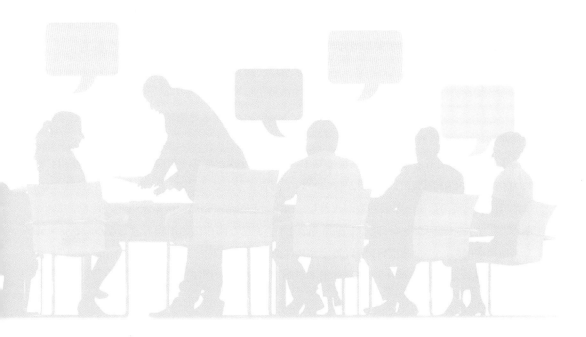

患者・家族に対する各職種のアプローチ

医師
- 患者本人・家族のモルヒネに対するイメージを確認した上で，呼吸困難症状に対し適した薬剤である旨をしっかり伝える．

看護師
- モルヒネ使用後の呼吸困難尺度，バイタルサインの変化を評価・記録する．
- モルヒネ開始後の経過を評価し，適切なタイミングでモルヒネ投与量の調整が行えるようにする．

薬剤師
- モルヒネの副作用である消化器症状に対し，事前に対策が行われているかチェックする．
- 腎機能低下症例に対しモルヒネの持続投与を行っている場合は，代謝産物蓄積による過鎮静や著明な呼吸抑制が出現していないか適宜チェックする．

心理療法士
- 「死」を意識した患者・家族に対しどのようにコミュニケーションをとるべきか，他職種へアドバイスする．

患者マネジメントのポイント

▶ モルヒネは，心不全終末期の呼吸困難に対する症状緩和に有効である

　がん終末期の呼吸困難に対して，モルヒネが症状緩和に有効であることは確立されている．心不全終末期の呼吸困難に対するモルヒネ使用のエビデンスは少ないが，2016年に改訂された欧州心臓病学会の心不全ガイドラインでは，心不全における呼吸困難に対するモルヒネの有効性が初めて記載された[1]．

　心不全終末期患者の呼吸困難症状に対する緩和を目的として，当院でモルヒネを使用した19症例（平均年齢76歳，LVEF 32％）について調査したところ，モルヒネ開始1〜8時間以内に呼吸困難尺度の数値・呼吸回数が改善し，血圧・心拍数・動脈血酸素飽和度の低下は認めなかった．また，著明な呼吸抑制（10回/分以下）や重篤な副作用の出現も認めなかった．モルヒネ使用症例の68％は高度腎障害〔推定糸球体濾過率（eGFR）：30 mL/分/1.73m^{2}未満〕の状態だったが，代替産物蓄積による過鎮静や著明な呼吸抑制の出現を防ぐことができた[2]．実際の使用例を表2-10に示す．

表2-10 当院でのモルヒネ使用例

【間欠的な呼吸困難の場合】
- モルヒネ5 mgを頓服
  頻回に頓服するようであれば，定期投与へ変更する．

【持続的な呼吸困難の場合】
- 経口摂取可能ならば，モルヒネ5 mg　4錠　分4（6時間ごとまたは毎食後＋眠前）
- 経口摂取困難ならば，モルヒネ10 mg/日を経静脈的に持続投与
  効果が乏しければ投与量を増やし，著明な呼吸抑制（10回/分以下）があれば減量する．
  経口から経静脈的投与に変更する場合は，1日に内服していたモルヒネの半量を生理食塩水に溶解して持続投与する．
  例：20 mg/日内服していたら，半量の10 mgを生理食塩水48 mLに溶解し，2 mL/時で投与開始．

【eGFR 30 mL/分/1.73m^2未満の場合】
- 上記の半量で投与開始する．

表2-11 モルヒネによる消化器症状の対策例

【制吐薬：モルヒネ導入1～2週間で使用し，その後悪心がなければ中止する】
- 基本はプロクロルペラジン（ノバミン®）5 mg　3錠　分3
  追加内服する場合はハロペリドール（セレネース®）0.75 mg　1錠を頓服
- 糖尿病がなければオランザピン（ジプレキサ®）2.5 mg　1錠　眠前も可
  糖尿病があればリスペリドン（リスパダール®）0.5 mg　1包　眠前
  　もしくはハロペリドール（セレネース®）0.75 mg　1錠　眠前
- 内服が困難であればハロペリドール2.5 mg ＋ 生理食塩水50 mLを30分で点滴投与

【便秘対策：モルヒネ使用中は継続的に併用する】
- 便を軟化させる
  腎機能が悪くなければ酸化マグネシウム1.5～3 g　分3
  腎機能低下があればラクツロース（モニラック®）40 mL　分2
- 大腸を刺激する
  センノシド（プルゼニド®）12 mg　2～4錠　眠前
  もしくはピコスルファート（ラキソベロン®）15～30滴　眠前

　当院でモルヒネを使用した心不全終末期患者19症例において，モルヒネ開始時の平均投与量は5.3 mg/日であり，以後は症状に応じて用量を調整し，最終的な投与量は平均7.3 mg/日であった．心不全終末期は腎機能障害を有している場合が多いことから，通常より低用量であったと考えられる[2]．

モルヒネ使用で出現する消化器症状に対して，あらかじめ対策を立てておく

　モルヒネ使用の副作用として消化器症状を認める．悪心はモルヒネ導入1～2週間によく見られ，便秘はモルヒネ使用中継続して認められる症状である．そのため，モルヒネ導入1～2週間後に悪心が改善していたら制吐薬は中止できる．一方，便秘改善薬は継続して併用する必要がある．表2-11に，当院で行っている消化器症状対策例を示す．

モルヒネは患者本人・家族へ同意をとってから開始する

　患者本人・家族のモルヒネに対する理解の程度や抵抗感の有無を確認し，誤った情報・印象を有している場合は，誤解である旨を明確に伝える．「モルヒネを使用することで寿命が短くなるのではないか？」という心配をされることもあるが，苦痛緩和の範囲で使用する場合において寿命が短くなるという報告はない．呼吸困難症状に対して適した薬剤であることを伝え，理解してもらった上で開始することにより，以降の患者本人・家族とのコミュニケーションや投与量の調整がスムーズになる．当院では「医療用麻薬・鎮静薬治療説明同意書」を事前に渡している．

〈渡慶次 竜生，菅野 康夫〉

引用文献

1) Ponikowski P, et al：2016 ESC Guidelines for the diagnosis and treatment of acute and chronic heart failure：The Task Force for the diagnosis and treatment of acute and chronic heart failure of the European Society of Cardiology (ESC) Developed with the special contribution of the Heart Failure Association (HFA) of the ESC. Eur Heart J, 37：2129-2200, 2016.
2) 渡慶次竜生ほか：心不全による呼吸困難に対するモルヒネ使用の有効性について．第21回日本緩和医療学会学術集会, 2016.

③ 薬剤の使用法

23 睡眠導入薬

症例　不眠を訴える高齢・重症心不全患者

　85歳女性．重症の大動脈弁狭窄症(Severe AS)．入退院を繰り返しており，今回はTAVI目的で入院となった．TAVI後，不眠の訴えが増え，若干の易怒性も認めている．

カンファレンス

> 不眠および易怒性への対応が，今回の相談内容です．

緩和ケアチーム医師
「まず，現在の治療目標と今後の見通しを教えてください．」

主治医
「Severe ASの症例です．今回はTAVI目的の入院で，治療は順調に推移しています．しかし，不眠の訴えが強く，そのためかイライラしている印象です．」

緩和ケアチーム看護師
「病棟での様子はどうですか？」

病棟看護師
「基本的にはADLは自立しており，術後のリハビリも順調に行っています．しかし，夜間の中途覚醒が多く，時折不穏な言動を認めます．」

緩和ケアチーム心理療法士
「睡眠の質の低下以外に，うつや認知症を疑う症状はありますか？」

病棟看護師
「今のところ，他に明らかな症状はありません．」

緩和ケアチーム看護師
「日中は何をしていますか？」

👤 病棟看護師
「リハビリや食事の時間以外は，ベッド上で安静にしていることが多いです．」

👤 緩和ケアチーム薬剤師
「不眠に対して，何か薬は使用していますか？」

👤 主治医
「当初は眠前にゾルピデム（マイスリー®）を使用していましたが，効果に乏しい様子でしたので，3日前からブロチゾラム（レンドルミン®）に変更しています．」

👤 緩和ケアチーム薬剤師
「ブロチゾラムに変更してから，認知機能低下やせん妄などを誘発している印象はありませんか？」

👤 主治医
「認知機能低下は若干ありますが，高齢であることもあり，ブロチゾラム開始後に特に認知機能が低下している印象はありません．確かに，夜間の不穏については，せん妄の可能性は否定できません．」

👤 緩和ケアチーム医師
「ベンゾジアゼピン系やその類型薬はせん妄を誘発するリスクがあります．また，高齢であることから認知症の精査も一度検討してみてはいかがでしょうか？」

👤 緩和ケアチーム看護師
「日中はベッド上で過ごすことが多いとのことですので，気が付かないところで日中寝ている可能性があります．昼夜逆転している可能性もあるため，まずは24時間の睡眠リズムを確認する必要があります．」

👤 緩和ケアチーム薬剤師
「もし昼夜逆転しているようであれば，日中は覚醒を促し，眠前にスボレキサント（ベルソムラ®）かラメルテオン（ロゼレム®）を検討してはいかがでしょうか？ 薬剤性せん妄や認知症などリスクが少ないと判断されれば，ベンゾジアゼピン系とその類型薬で，もう少し作用時間の長いフルニトラゼパム（ロヒプノール®）への変更も方法の一つです．
　しかし，睡眠導入薬は依存形成や認知機能低下を呈する恐れがあり，高齢者の場合は転倒リスクも上がりますので，極力少量の使用を心掛けてください．また，環境調整，ストレスケア，運動療法などの非薬物療法も積極的に検討してください．」

👤 主治医
「分かりました．」

👤 緩和ケアチーム医師
「必要に応じて精神科医とも連携しながら薬剤の選択や量の調整を行っていきますので，何かあれば適宜ご相談ください．」

患者に対する各職種のアプローチ

循環器内科医
- 不眠や睡眠の質の低下を呈する身体症状の軽減を図る.
- 催眠作用のある薬剤について, 使用や増減のリスクに留意する.
- 傾眠や不眠を呈する身体疾患を除外, 鑑別する.
- 非薬物療法を積極的に検討する.

精神科医
- 循環器内科医へ, 薬物療法および非薬物療法の実施方法について適宜アドバイスを行う.

看護師
- 患者の睡眠状況を正確に把握する.
- 患者の自宅での様子や病棟における日中の様子を再確認する.
- 薬物療法実施中は転倒リスクや意識レベル低下などを正確に評価する.
- 正しい睡眠リズムの構築に向けた非薬物療法を実施する.
- せん妄や認知症など, 不眠や傾眠に伴うリスクを評価する.

薬剤師
- 薬物療法について, 推奨される薬剤の種類や使用方法を適宜主治医へ提案する.
- 多剤投与や併用注意などに留意する.

理学療法士
- 日中は積極的に運動療法を実施する.

患者マネジメントのポイント

高齢者の場合はまず睡眠リズムを確認する

　ベンゾジアゼピン系とその類型薬は循環器疾患への影響も少なく, わが国では睡眠導入薬として多く使用されている. しかし, ベンゾジアゼピン系とその類型薬の副作用である「薬剤性せん妄の誘発」と「依存形成」には注意が必要である. 特に高齢者の場合, 加齢に伴う睡眠の質の低下や昼夜逆転なども多く見られるため, 睡眠導入薬を使用する前にまず睡眠リズムを確認する必用がある. その上で, 必要に応じて①非ベンゾジアゼピン系の睡眠導入薬〔睡眠導入：ゾルピデム, ゾピクロン（アモバン®）, エスゾピクロン（ルネスタ®）など, 睡眠リズム調整：スボレキサント, ラメルテオンなど〕を検討, ②効果が不十分であればベンゾジアゼピン

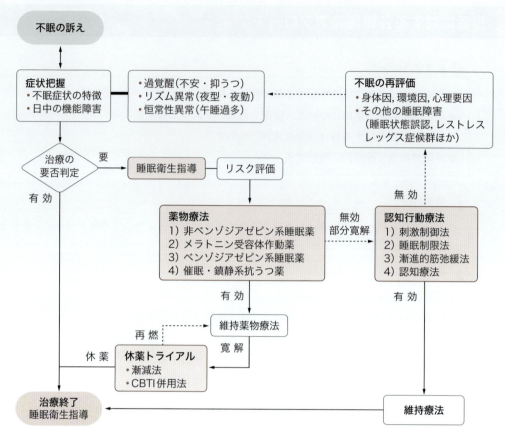

図2-7 不眠の治療アルゴリズム

(文献1より転載)

系とその類型薬の作用時間を考慮しながら変更していく,という流れが望ましいだろう.

しかし,睡眠導入薬の減量・中止には不眠の再燃などに注意する必要があり,精神科医や薬剤師と適宜相談しながら進めることが肝要である.また,不眠の原因によっては非薬物療法が奏功する場合があり,ポリファーマシーの予防という観点からも睡眠導入薬の安易な併用・増量は控えるべきあろう.また,血行動態や全身状態が極めて悪い重症心不全症例に対する薬物療法は,睡眠導入薬の使用経験が豊富な精神科医,薬剤師などの専門家のアドバイスを受ける必要がある.さらに,重症心不全の末期症状としての不眠や倦怠感に対しては,精神科医や薬剤師のほか,麻酔科医とも相談の上,デクスメデトミジンやミダゾラムの使用も検討される場合がある.

図2-7は日本睡眠学会が示した睡眠薬の適正使用に関連するガイドラインに掲載されている「不眠の治療アルゴリズム」である[1].睡眠導入薬を使用する場合には図2-7を参考にしつつ,適宜,精神科医や薬剤師と相談の上で使用すること勧める.

(庵地 雄太)

引用文献

1) 日本睡眠学会：睡眠薬の適正な使用と休薬のための診療ガイドライン．Available from：〈http://www.jssr.jp/data/guideline.html〉

参考文献

- 大月三郎ほか：精神医学第5版．文光堂，2003．
- 日本精神神経学会監：DSM-5　精神疾患の診断・統計マニュアル．医学書院，2014．
- 伊藤弘人：今日の診療から役立つ　エビデンスから迫る循環器疾患とうつ．南山堂，2012．
- 樋口輝彦監：内科患者のメンタルケアアプローチ－循環器疾患編－．新興医学出版社，2013．
- 上島国利編著：精神科治療薬ハンドブック．中外医学社，2010．
- 酒井　隆ほか編：こころの治療薬ハンドブック第10版．星和書店，2015．
- 淀川キリスト教病院ホスピス編：緩和ケアマニュアル第5版．最新医学社，2007．

③ 薬剤の使用法

24 鎮痛薬

症例 褥瘡での疼痛管理が難渋している患者

81歳男性．診断は末期心不全，末期腎不全〔持続的血液濾過透析（CHDF）導入〕，腸管虚血，下部消化管出血．下部消化管出血による貧血を契機に心不全の増悪を認め，心不全加療目的に当院入院となった．

〈カンファレンス前の処方〉
トラムセット®配合錠（トラマドール/アセトアミノフェン配合剤）　3錠　分3　毎食後
アセトアミノフェン錠200 mg　6錠　分3　毎食後

カンファレンス

> 同姿勢で長時間過ごすため，腰痛が出現しています．患者さん本人も腰痛が悩みと言っています．どのように疼痛コントロールを行えば良いでしょうか？

緩和ケアチーム医師
「まず，現在の治療目標と今後の見通しを教えてください．」

主治医
「末期心不全，末期腎不全，消化器疾患，感染により全身状態悪化傾向です．最終的に消化器疾患が治療困難と判断し，終末期医療の方針としています．各種症状緩和を行っていますが，疼痛管理に難渋しています．」

病棟看護師
「最も苦痛なことは腰痛で，腰痛が原因で睡眠もとれず，食欲もなく，内服すら大変だとおっしゃっています．」

緩和ケアチーム医師
「早急に疼痛を改善する必要がありますね．腰痛の原因は分かっていますか？」

主治医
「自身で体位を変えることができないため，長時間同姿勢になることが多く，仙骨部位に壊死を含む褥瘡が形成されています．これが疼痛の原因と考えています．」

👤 緩和ケアチーム看護師
「疼痛の強さはどれくらいですか？」

👤 病棟看護師
「鎮痛薬を使用してもNumerical Rating Scale（NRS，→p.52）で5/10程度の疼痛があります．10/10の時もあります．」

👤 緩和ケアチーム医師
「鎮痛薬があまり効いていない印象ですね．鎮痛薬の増量は可能ですか？」

👤 緩和ケアチーム薬剤師
「CHDFを使用している状態であり，血液透析時の投与量に準拠すると，トラマドールは既に最大用量の使用です．弱オピオイドの最大量使用でも持続痛が残存しているため，強オピオイドへの切り替えはいかがでしょうか？」

👤 緩和ケアチーム医師
「末期腎不全があることから，フェンタニルが良さそうですね．投与量はどれくらいに設定しましょう？」

👤 緩和ケアチーム薬剤師
「現在のトラマドールから換算するとフェンタニルは0.225 mg/日になります．貼付剤を使用の場合は，換算量からは少し多い量ですがデュロテップ®MTパッチ2.1 mg/3日（＝フェンタニル0.3 mg/日）が最少用量で使用可能です．ただし，腎機能によりトラマドールの使用量が制限されていたため，換算量よりも多いフェンタニルが必要になる可能性があります．」

👤 緩和ケアチーム医師
「オピオイド使用にあたり，心因性の可能性や精神疾患，依存症の既往はありませんか？」

👤 緩和ケアチーム心理療法士
「精神疾患やアルコールおよび薬物依存の既往はありませんでした．疼痛の原因も明らかであり，心因性疼痛の可能性は低く，精神的にも問題はありませんでした．」

👤 緩和ケアチーム看護師
「鎮痛薬以外での除痛は難しいですか？」

👤 病棟看護師
「仰臥位だけでなく，側臥位や頭の高さの調節などを行いましたが，どの体位でも疼痛スケールは変わりませんでした．処置時も痛みがあったりなかったりします．」

👤 緩和ケアチーム医師
「それでは今回は，トラマドールからフェンタニルへの切り替えを提案します．用量調整に難航する可能性があるため，まずは換算量の注射剤から開始し，用量が決まれば貼付剤へ移行をご検討ください．同時に制吐薬や緩下薬を適宜併用し，副作用予防を行ってください．呼吸数の確認も必ず行ってください．」

第2章　チームアプローチで行う心不全緩和ケア

緩和ケアチーム薬剤師
「フェンタニルの貼付剤を使用の場合には，処方される先生にe-ラーニングを受けていただく必要があります．また，他の外用剤と違い，取り扱いにも注意が必要ですので，使用時は病棟担当薬剤師または再度緩和ケアチームにご相談ください．」

患者に対する各職種のアプローチ

医師
- 疼痛の原因と種類（侵害受容性疼痛，混合性疼痛，神経障害性疼痛）を確認する．
- 鎮痛薬の効果を評価し，適宜調整を行う．
- 副作用予防を並行して行う．

看護師
- 疼痛の出現時間の把握と記録を行う．
- 疼痛スケールを用いた疼痛の程度の把握と記録を行う．
- 副作用の症状の確認を行う．
- 担当看護師だけでなく，病棟看護師全員が麻薬の取り扱いについて理解する．

薬剤師
- 腎機能，肝機能に合わせた薬剤選択と投与量を医師と検討する．
- 副作用のモニタリングを行い，副作用予防について提案する．
- 麻薬の取り扱い方法と注意点について医療従事者への周知を行う．

心理療法士
- 薬物依存が形成されていないか確認する．
- オピオイド使用前に心因性疼痛の否定と精神状態の鑑別をする．

患者マネジメントのポイント

患者の状態に合わせた薬剤選択と投与量調整を行う

　本章の「4 疼痛」でも述べたように，多くの薬剤は腎機能や肝機能に合わせた投与量の設定が必要となるが（→p.111），薬剤の選択についても同様に，腎機能や肝機能を考慮する必要がある．本症例の場合，末期腎不全による重度の腎機能低下を認めること，鎮痛が目的であることから，代謝・排泄に腎機能の影響を受けにくいフェンタニルが選択された．

　さらに，代謝経路が異なる薬物へ切り替える際は，投与量設定に注意が必要である．本症例

の場合，①トラマドールの使用量をフェンタニルで換算し，初期投与量とする，②CHDFでの最大使用量を投与していたため，トラマドールの最高投与量としてフェンタニルに換算し初期投与量とする，③麻薬を使用せず，トラマドールを健常者の最大用量まで使用する，の3つの選択肢があった．安全性を考慮し①の方法をとったが，腎機能によりトラマドールの使用量が制限されていたため，換算量よりも多いフェンタニルが必要になる可能性がある．そのため，疼痛の程度とレスキューの使用回数を考慮し，適宜用量調節が必要となる．

腎機能低下時の薬剤切り替えについてはまだまだ情報が少なく，エビデンスの構築が必要な分野である．

副作用予防が必要だが，副作用予防薬による副作用にも注意する

便秘による排便時の血圧上昇や嘔吐による電解質異常など，麻薬使用時の副作用は心不全にも影響するため，麻薬使用時の副作用予防は心不全の管理という観点からも重要となる．

ただし，副作用予防に用いる薬剤の中には，循環器系の副作用の報告がある薬剤があるため，使用時に注意が必要である．例えば，制吐薬として使用するプロクロルペラジン（ノバミン®）には血圧低下，頻脈，不整脈が，ハロペリドール（セレネース®）にはQT延長作用，心室細動，心室頻拍が報告されている．副作用予防として使用する薬剤も，循環器への影響を考慮の上で選択し，循環器へ影響する可能性がある場合は患者の状態を十分観察しながら慎重に使用したい．また，副作用には耐性が形成されるものもあるため，中止可能なものは適宜中止または頓服に切り替えるなどの工夫が必要である．

麻薬の知識を共有する

循環器の病棟では，処方の頻度が少ないため，医療従事者が麻薬を取り扱う機会が少ない．そのため，麻薬の取り扱い方法を知らないまま使用し，事故につながる可能性がある．

まず処方時には，病院採用麻薬に非がん性の慢性疼痛に適応があるかないのかの確認が必須である．また，本症例のように，処方する麻薬の種類によっては別途e-ラーニングなどの受講を行い，処方の資格を取る必要があるため注意が必要である．

処方後，病棟での麻薬の取り扱いについても同様に注意が必要である．本症例の場合，管理に関しては，保管は金庫で行うこと，注射剤使用時は抜管など漏出時の対応方法などを病棟看護師へ周知を徹底しておかなければならない．加えて，製剤の特性に関して，貼付剤使用時は開封の際にはさみを使用しない，貼付剤をはさみで切断しない，貼付部位を温めないなど医療従事者だけでなく患者にも知識の共有が必要となる．

麻薬は他の医療用医薬品とは異なり，法的に取り扱いが厳重に規定されている．薬剤師を中心とし，麻薬に関わる全員が正しい麻薬の知識を共有しておくことが必要となる．

（中村 絵美）

参考文献
- 恒藤 暁ほか：緩和ケアエッセンシャルドラッグ 第3版．医学書院，2014．
- 国立がんセンター中央病院薬剤部：オピオイドによるがん疼痛緩和．エルゼビア，2012．

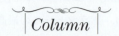

循環器緩和ケアにおけるマニュアル作成の重要性

　緩和ケアチーム（PCT）における薬剤師の役割は，薬物療法のモニタリングや他職種のチームメンバーへの医薬品情報提供に加え，薬剤使用マニュアルの作成など，病院内の医薬品適正使用に関わる環境整備に貢献することである．PCT活動で遭遇する問題には，薬剤に関するものも数多い．例えば，循環器領域で鎮痛薬を選択する際に，非がんに適応のある麻薬が少ない，循環器緩和ケアにおける麻薬使用のエビデンスが乏しい，腎機能障害がある患者が多くNSAIDsが使用しづらいなどの問題がある．そこで，このように難しい環境の中でも医薬品適正使用が推進できるよう，最新のエビデンスに基づく院内薬剤使用マニュアルの作成が重要になってくる．

　薬剤使用マニュアルを院内に導入するにあたっては，図2-8のようなステップを踏むのが理想である．まず，対象となる優先度の高い薬剤を選択し（❶），使用実態を調査する（❷）．なお，場合によっては❶と❷が逆になることもあり得る．そして，調査結果を基に医療チーム・関連部署と意見交換を行う（❸）．最新のエビデンスを収集し，必要に応じて対象薬剤に詳しい専門医の意見も聞いて原案を完成させる（❹）．

　意見交換に原案があったほうが良い場合は，❸と❹を必ずしも図2-8の順で行う必要はない．作成した原案については，病院内の該当する委員会に諮る．マニュアルの与える影響の大きさによっては，パイロットスタディ（試験的に行う調査）を行ってから病院全体に広げるなど，導入方法を検討する．そして，院内通達を経てマニュアルを導入する．大きな組織ではマニュアルが浸透するまでに時間がかかることから，院内通達の手段にも工夫が必要である．電子カルテ端末からマニュアルへのアクセスを可能にするなど，医療スタッフが使用しやすい方法も考慮すべきである．マニュアル導入後は定期的に実態調査を行い，マニュアルを随時改正する．なお，この図2-8にあるステップは，必ずしもすべてを実施する必要はなく，あくまでもケースバイケースである．

---

❶ 対象薬剤の選択 ➡ ❷ 対象薬剤の使用実態調査 ➡ ❸ 医療チーム・関連部署との話し合い ➡
❹ 原案作成 ➡ ❺ 薬事委員会，医療安全委員会などで検討 ➡ ❻ マニュアル導入準備 ➡
❼ 院内通達 ➡ ❽ マニュアル導入 ➡ ❾ マニュアル導入後の実態調査 ➡ ❿ マニュアルの改正

図2-8　薬剤使用マニュアルの導入ステップ

当院では，2013年にわが国初の循環器PCTを発足させた．以来，医師・看護師・薬剤師などそれぞれの職種が介入内容を評価し，課題を抽出している．薬剤に関する介入事例について実態調査を実施した結果，腎機能低下時の投与量，麻薬の選択・投与量および副作用対策，せん妄治療薬に関するものが多かったことから，これらに関するガイド・マニュアルを策定した．まず，循環器PCTで汎用する麻薬や鎮痛薬も含めて「腎機能別薬剤投与量ガイド」の原案を作成し，腎・高血圧の専門医の確認を経て医療安全委員会に諮り，院内の公式ガイドとして使用可能にした．さらに，麻薬使用経験の少ない循環器医療スタッフに対して適切な麻薬使用を推進するため，心不全終末期の呼吸困難に対する麻薬の適応外使用の情報も含めて「疼痛緩和治療薬ガイド」を作成した．また，せん妄治療薬についてはガイドラインがない上に，当院では精神科専門医が常駐していないため，薬の選択とフォローアップが難しいという問題があった．そこで，「せん妄管理マニュアル」を作成し，せん妄スクリーニングやアセスメントツールのほか，精神科医と協力して作成した薬物治療のフローチャートなども含めた．このように院内の公式マニュアルが治療選択の根拠となることで，循環器PCTの介入を円滑にする役割を果たしている．

　循環器緩和ケアのように選択できる麻薬・鎮痛薬が限られ，エビデンスが乏しい状況下では，マニュアルを基にエビデンスを構築していくことも循環器PCTの重要な役割である．循環器PCT以外の医療スタッフにとって，マニュアルは循環器PCTの治療方針を理解するためのツールにもなり得る．ただし，マニュアルに適応外使用の薬剤を記載する場合は，患者・家族からの同意書取得の問題も含めて循環器PCTに相談するように記載するなど，注意が必要である．

〈岩澤　真紀子〉

③ 薬剤の使用法

25 抗うつ薬

 症例 心不全症状増悪により抑うつ状態になった患者

> 68歳男性．急性心筋梗塞を発症し，左冠動脈にステントを留置．心不全を発症しカテコラミン投与中であり，病態は比較的落ち着いてきた．しかし，症状悪化を契機に進行した気分の落ち込み，希死念慮，不眠，倦怠感が改善しない．既往歴は，41歳時にうつ病の診断を受けている．

 カンファレンス

> 心不全症状は落ち着いてきていますが，症状悪化を契機に進行した気分の落ち込みに改善の傾向が認められません．どのように対応していけば良いでしょうか？

緩和ケアチーム医師
「現在の状況について教えてください．」

主治医
「症状の再発予防としてリドカイン（キシロカイン®）静注を持続で使用しており，内服薬はアミオダロン（アンカロン®）の用量調整を行おうと考えています．身体症状は今のところ落ち着いていますが，気分の落ち込みが改善せず，会話中の落涙などもあり，精神面での対応について難渋しているところです．」

緩和ケアチーム医師
「当チームの看護師が事前に面談しています．いかがでしたか？」

緩和ケアチーム看護師
「『みんなに迷惑をかけている．もうどうでもいい』との発言があり，会話中に泣き出すなど感情が不安定になっています．しかし，治療に対する目標や意欲は見失っておらず，食事も摂取できており，リハビリも継続できています．気分に落ち込みはありますが，会話に否定的ではありません．」

👤 緩和ケアチーム医師
「そうですか．それでは，スタッフと信頼関係を築き，会話を増やすことが有効ですね．既往歴に，41歳時にうつ病とありますが，入院当初の様子はどうでしたか？」

👤 主治医
「入院当初，精神状態は安定していましたので，かかりつけ医から継続されていたアミトリプチン（トリプタノール®）75 mg/日は中止しました．」

👤 緩和ケアチーム薬剤師
「中止してからうつ病が再燃している印象はありますか？」

👤 主治医
「確かに，可能性は否定できません．では，アミトリプチンを再開した方が良いですか？」

👤 緩和ケアチーム薬剤師
「アミトリプチンは心血管系への副作用が強く出る可能性があります．循環器系への副作用が少ない抗うつ薬としては，セルトラリン（ジェイゾロフト®）などの選択的セロトニン再取り込み阻害薬（SSRI），またはミルタザピン（リフレックス®）などのノルアドレナリン作動性・特異的セロトニン作動性抗うつ薬（NaSSA）がありますがいかがでしょうか．」

👤 緩和ケアチーム医師
「現在の病態を考えると，心不全の悪化は避けたいですね．アミトリプチン75 mg/日と等価換算のSSRIもしくはNaSSAでしたらどのくらいの用量になりますか？」

👤 緩和ケアチーム薬剤師
「セルトラリン50 mg/日，ミルタザピン15 mg/日となります．SSRIやNaSSAもQT延長などの副作用がありますので，十分に注意をお願いします．」

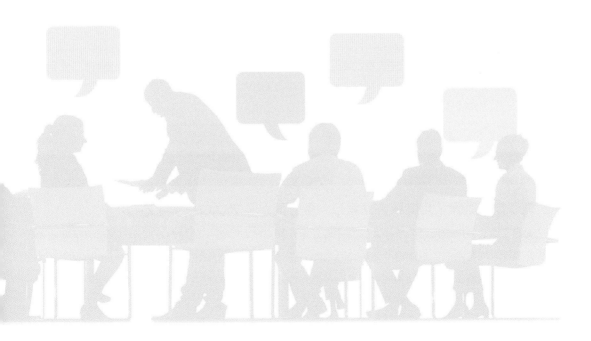

患者に対する各職種のアプローチ

医師
- 既往歴を正確に把握する.
- 不整脈のコントロールを行う.
- 患者本人への説明の機会を設け，疾病に対する理解を深めてもらう.
- 回復への兆しが見えた場合は積極的に伝える.
- 長期継続で処方されている向精神薬は突然中止しない．循環器疾患の治療上，中止や変更が必要な場合には，処方しているかかりつけ医，精神科医，薬剤師などの専門家と相談する.

看護師
- 患者本人と接する機会を増やす.
- 不安に対する思いを傾聴する.
- 感情表出がある場合は我慢をしなくて良いことを伝える.
- 希死念慮が自殺企図に進行しないか言動に注意する.
- 生活歴や既往歴を可能な限り詳細・正確に聞き取る.
- 必要に応じて，精神科医や心理療法士などの専門家に対応を相談する.

薬剤師
- 薬物療法（抗うつ薬，睡眠薬など）を医師と検討し，スタッフに使用薬剤の情報提供を行う.
- 抗不整脈薬による薬物療法を再検討する.
- 向精神薬（抗うつ薬，抗不安薬，抗精神病薬など）を使用する場合は，循環器系の副作用や他の選択肢を医療者へ情報提供する.

心理療法士
- 既に精神科などで加療中の場合は，主治の精神科治療を混乱させる可能性があるため，不用意に面接・介入しない．ただし，サポートが必要と考えられる場合には，循環器科主治医を通じて精神科主治医などに診療情報を確認した上で，退院までの間接的なサポートに留める.

患者マネジメントのポイント

抑うつの原因・対応策を立案し，多方面からアプローチする

　　　　抑うつが循環器疾患の予後に影響することが知られている．最初から抑うつ状態の早期改善を期待して薬物療法を選択するのではなく，その前に原因・対応策を多職種により検討することで非薬物療法による効果的な介入が可能となる．本症例の患者は，気分の落ち込みはあるが人との関わりについては拒否的ではないため，スタッフと接する機会を増やし，介入していく

ことで患者本人の病状理解を深めることにもつながった．

　一方，薬物療法も事前に検討しておくことによって，必要となった場合にスムーズに導入することが可能となる．また，抗うつ薬を開始する場合，効果発現はすぐには得られないことが多いので，薬剤師の服薬指導だけでなく，非薬物療法において多方面からの支援が欠かせない．

薬剤の特性を知り，最適なものを選択する

　抗うつ薬の使用は患者の重症度や身体機能を考慮し，必要性が高いと判断される場合に限り，支持的精神療法を併用しての使用を検討する．効果発現は早い薬剤でも1週間ほど時間を要する一方で，副作用はすぐに生じる．SSRIによる消化器症状などはアドヒアランスに影響するため，投与開始初期には評価期間を短くし，細やかな患者対応を心掛ける．少量から投与を開始し，適切な量を十分な期間使用した上で効果を判断する．効果が得られたら減量・中止を検討し，長期使用した場合には離脱症状を避けるため漸減・中止が望ましい．

　抗うつ薬の有効性は薬剤間で差はないとも言われており，効果発現の早さ，忍容性などからSSRIやSNRI，NaSSAがよく用いられる．三環系抗うつ薬は低血圧，頻脈，心不全増悪など心血管系の副作用が強く，心不全患者では投与を避けるべきとされる[1]．副作用は各薬剤で異なるが，薬理学的特性から理解することができ，その副作用を治療に利用することがある．例えばNaSSAのミルタザピン（リフレックス®，レメロン®）は眠気や食欲亢進などの副作用があり，不眠や食欲低下の改善を期待して使用する．一方でアクチベーション症候群やQT延長などの重大な副作用に注意が必要で，エスシタロプラム（レクサプロ®）はQT延長で禁忌となっている．エスシタロプラムに限らず，他の薬剤でもQT延長が起きる可能性があるため，心電図モニターは必要である．循環器領域では他にも，SSRIやSNRIによる血小板凝集能の阻害による出血性リスクの上昇，P糖タンパク阻害による強心配糖体や抗不整脈薬への影響などを留意する．

　うつ状態は不眠や不安が併存していることが多く，抗うつ薬の併用が必要な場合もある．催眠・抗不安作用を有し，即効性のあるベンゾジアゼピン系薬が選択されることが多いが，筋弛緩作用，認知機能への影響や依存形成に注意し，短期間の使用に留めるようにする．高齢者では代謝・排泄能の低下だけでなく，ベンゾジアゼピン受容体の感受性が高まっていると言われているため，特に慎重に使用する．

〈黒田 友則〉

引用文献

1) Ponikowski P, et al : 2016 ESC Guidelines for the diagnosis and treatment of acute and chronic heart failure : The Task Force for the diagnosis and treatment of acute and chronic heart failure of the European Society of Cardiology (ESC) Developed with the special contribution of the Heart Failure Association (HFA) of the ESC. Eur Heart J, 37 : 2129-2200, 2016.

参考文献

- 日本うつ病学会気分障害の治療ガイドライン作成委員会：日本うつ病学会治療ガイドラインⅡ．うつ病（DSM-5）．Available from：〈http://www.secretariat.ne.jp/jsmd/mood_disorder/index.html〉
- 日本老年学会編：高齢者の安全な薬物療法ガイドライン2015．メジカルレビュー社，2015．

③ 薬剤の使用法

26 抗不安薬

症例 不整脈発作に対する不安感から心房頻拍を繰り返す患者

　63歳男性．診断は心房頻拍（AT）．僧帽弁狭窄症に対しPTMC施行後，フォローアップ中．嚥下時に誘発されるATに対するアブレーション目的で入院したが，複雑電位のためアブレーション困難であった．不整脈発作は以前に比べて増加しており，心房期外収縮が出現するとそのままATとなっていた．発作は夜間に多く，中途覚醒があり，熟眠感が得られていない．病状や不快な症状に，患者本人は精神面で落ち込んでいる．

 カンファレンス

　患者本人は落ち込んでおり，不安感を持ってはいるようですが，あまり表に出さないため対応に困っています．不安感がATに寄与していることが考えられるので，不安の原因を知り，軽減してあげたいのですが，どうすれば良いのでしょうか？

🧑 緩和ケアチーム医師
「まず，現在の治療目標と今後の見通しを教えてください．」

🧑 主治医
「AT時のレートコントロールと本人の不安感が交感神経亢進に寄与していると考え，ベプリジル（ベプリコール®）錠50 mg/日とビソプロロールのテープ剤（ビソノ®テープ）4 mg/日を開始しており，経過を見ているところです．
　精神面では，可能な限り時間調整し傾聴や共感的姿勢で精神的安定を図るとともに，不安の内容や最も不快な症状は何かなどを明らかにして対応していく必要があると考えています．」

🧑 緩和ケアチーム医師
「先に心理療法士に面談を実施してもらっていますが，いかがでしたか？」

🧑 緩和ケアチーム心理療法士
「本人の気持ちは諦め半分，期待半分で不安感は確かにありますが，それほど抑うつ的ではなさそうです．前回のアブレーションの際も精神的に不安定になり，睡眠薬や抗不安薬を使用しています．今回のアブレーションにかなり期待していたようですが，不成功に終わり落胆しています．担当医からの励ましで元気づけられているようです．」

👤 緩和ケアチーム看護師
「看護の時に，本人は何か言っていませんか？」

👤 病棟看護師
「自覚症状について，本人は症状がなくてもそろそろ（不整脈が）くるかなと構えてしまうと言っています．傾聴した上で，看護師もモニターしていること，自覚症状があればいつでも申し出てもらって良いことを伝えています．心理療法士の面談を受けてもらいましたが，20時以降の不整脈出現に対する不安は残っています．精神面への介入について検討し，プランを追加した上で一貫した看護の提供を考えています．」

👤 緩和ケアチーム医師
「心理療法士面談は継続してお願いします．不安と夜間中途覚醒の対処について，良い方法はありますか？」

👤 緩和ケアチーム薬剤師
「前回入院中に睡眠薬や抗不安薬を使用されていたそうで，外来時も継続されていたようですが，薬剤の使用はいかがでしょうか？」

👤 主治医
「ゾルピデム（マイスリー®）は継続しているので，入眠はできているようです．しかし，中途覚醒があるため，作用時間がゾルピデムより長く，かつ抗不安作用のあるエチゾラム（デパス®）を眠前に追加する予定です．」

👤 緩和ケアチーム心理療法士
「どちらかというと，薬の効果切れというよりは，不安感が強く，その結果として中途覚醒が生じている印象でした．入院前もゾルピデムを服用していたようですが，睡眠に問題を感じたことはなかったそうです．」

👤 緩和ケアチーム薬剤師
「エチゾラムはベンゾジアゼピン系薬剤の中でも依存を形成しやすく，中止の難しい薬剤です．不安の軽減が不眠の解消にもつながりそうですので，主に抗不安作用があり，離脱もしやすいクロチアゼパム（リーゼ®）などを検討されてはいかがでしょうか？ また，20時以降からの発作に対する不安感といっても出現時間が一定ではありませんし，日中はそれほど強くないようですので，不安が強いときに頓用使用から開始でも問題ないと考えます．」

👤 緩和ケアチーム医師
「まずは，抗不安薬の使用を頓用でご検討ください．将来の中止も視野に入れ，クロチアゼパムを提案します．使用回数が多ければ，長時間作用型薬剤やSSRIへの変更を検討する必要がありますので，今後の経過をみて適宜相談しましょう．」

👤 緩和ケアチーム薬剤師
「薬剤はあくまで対症療法です．漫然と使用せず，不安が解消されれば中止をご考慮ください．それから，服用後に転倒・転落する方もいるのでご注意ください．」

患者に対する各職種のアプローチ

医師
- 不整脈発作を予防できるように，薬剤の調整を行う．
- 治療の経過や今後の見通しなど，患者に説明を行い，理解を深めてもらう．
- 症状が悪化してもすぐに対応できる環境があることを伝え，安心してもらう．

看護師
- 症状や不安などに対して，いつでも看護師が対応できることを伝える．
- 不安を傾聴し，支持的対応を行う．また，不安感の変化や睡眠状況をモニターする．

薬剤師
- 抗不整脈薬による薬物療法を医師と再検討する．
- 服薬指導や薬歴から患者本人に使用感が良かった薬剤を抽出する．
- 向精神薬による薬物療法（抗精神病薬，抗不安薬，睡眠薬など）を医師と検討する．
- 向精神薬投与に際しての依存やふらつきなどの副作用を喚起する．

心理療法士
- 不安感の原因を探し，程度を評価する．
- 不安感を軽減できるよう心理療法を実施する．
- 多職種へ心理療法的介入の方法を伝達する．
- 不安感が増悪し，治療などに支障がある場合は精神科にコンサルテーションする．

患者マネジメントのポイント

不安の原因・程度を評価し，多職種で心理療法的介入を実施する

　本症例では入院目的であったアブレーションが不成功に終わり，症状が悪化していることで精神的落ち込みが強くなった．そのことから生じた予期不安が，症状悪化に関連している可能性が考えられた．まずは何よりも不安の原因・対応について協議することが重要で，心理療法的な介入が予期不安の解消につながる場合も多い．薬物療法だけでは予期不安を解決できないが，対症療法としての抗不安薬の使用は可能である．薬剤そのものの効果に加え，心理的側面での作用も期待できる．今回は患者の治療への期待感，人との関わり，励ましに効果が期待できたため，多くの機会を設け支持的な関わりを継続しながら抗不安薬を用いることで，改善効果が認められた．このことから，多職種で情報を共有しながらチームとしてアプローチすることが重要であると言える．

表2-12　代表的なベンゾジアゼピン系抗不安薬の力価と作用時間

薬剤名（商品名）	作用時間	力価	用量
クロチアゼパム（リーゼ®）	短（6時間未満）	低	15〜30 mg 分3
エチゾラム（デパス®）	短（6時間未満）	高	1.5〜3 mg 分3
ブロマゼパム（レキソタン®）	中（6〜24時間）	中	3〜15 mg 分2〜3
ロラゼパム（ワイパックス®）	中（6〜24時間）	高	1〜3 mg 分2〜3
アルプラゾラム（ソラナックス®／コンスタン®）	中（6〜24時間）	高	1.2〜2.4 mg 分3
ジアゼパム（セルシン®／ホリゾン®）	長（24〜50時間）	中	4〜15 mg 分2〜4
ロフラゼプ（メイラックス®）	超長（50時間以上）	高	2 mg 分1〜2

（用量は各医薬品添付文書より引用）

各薬剤の特徴を把握し，不安状況に合わせた薬剤を選択する

　抗不安薬はベンゾジアゼピン（BZ）系薬と非BZ系薬に分類される．BZ系薬は安全性が高く，即効性が期待でき，循環器系への影響が少ないことから用いやすいが，依存性などの問題から適切に使用する必要がある．作用時間（半減期の長さ）と力価（効果の強さ）を表2-12に示すが，短時間作用型で高力価の薬剤ほど依存を形成しやすい．さらに，通常の臨床用量以下でも長期の使用により依存を形成する（常用量依存）．この観点から，短時間作用型かつ低力価のクロチアゼパムなどが選択されることが多い．まずは急に高まる不安に対して頓用から使用し，使用回数が多ければ長時間作用型やSSRIへの変更を検討する．投与量についても，投与開始初期では通常用量の半分から，高齢者には低用量での使用を考慮する．

　主な副作用に眠気やふらつき，脱力，倦怠感など鎮静・催眠作用や筋弛緩作用，認知機能障害がある．特に高齢者に使用する場合，転倒に注意が必要である．また，急激な減量や中断で退薬症状が出現するため自己判断で服薬を中止しないこと，嗜好品（アルコールやたばこ）との相互作用があるため禁酒・禁煙を行うことなどの患者指導も必要となる．

　非BZ系薬は，セロトニン（5-HT$_{1A}$）受容体部分作動薬であるタンドスピロン（セディール®）と，ヒスタミンH$_1$受容体拮抗薬であるヒドロキシジン（アタラックス®）が該当する．これらの薬にはBZ系薬のような筋弛緩作用や依存形成などがなく，より安全に使用することができる．SSRIも不安に対して有用である．特に恐怖症性不安障害や抗不安薬の長期投与が必要となる場合に使用を考慮する．ただし，タンドスピロンやSSRIには即効性はなく効果発現に時間を要するため，効果が得られないからといっても，数日使用での中止は避ける．

　あくまでも，抗不安薬は基本的には対症療法である．漫然と長期間使用せず，不安の原因探索と解決までの短期間のみの使用を心がける必要がある．

（黒田　友則）

参考文献
- 日本うつ病学会気分障害の治療ガイドライン作成委員会：日本うつ病学会治療ガイドライン　II．うつ病（DSM-5）．Available from：〈http://www.secretariat.ne.jp/jsmd/mood_disorder/index.html〉
- 融　道男：向精神薬マニュアル第3版．医学書院，2008．

③ 薬剤の使用法

27 漢方薬

> **症例** 消化器症状や食欲不振を訴える
> 長期入院の低心拍出量症候群患者

72歳女性．拡張型心筋症（DCM）と診断後，14年経過．これまで6回の心不全入院を経験しており，過去に僧帽弁形成術，三尖弁輪縫縮術，CRT-D留置術が行われている．今回は，心室性不整脈によるICD作動と心不全増悪のため7回目の入院．強心薬，利尿薬による治療を行ったが反応は一進一退であった．尿路感染，低ナトリウム血症などもあり入院期間が5ヵ月と長期化した．食欲不振と消化器症状が強くなり，症状緩和目的で緩和ケアチームに依頼となった．

カンファレンス

> 西洋薬と比較し，漢方薬は症状緩和を目的として使用することが多く，緩和医療で使用すると効果的なことがあります．漢方薬はどのような場合に使用されるでしょうか？ また，使用時にどのようなことを注意するべきでしょうか．

👤 緩和ケアチーム医師
「食欲不振と消化器症状の原因はどのように考えていますか？」

👤 主治医
「DCMの末期で，LVEFが10％程度と低心機能です．理学的所見からも低心拍出量症候群（LOS）によるものと考えています．」

👤 緩和ケアチーム医師
「心不全に対する現時点での治療は限界なのでしょうか？」

👤 主治医
「既に強心薬はドブタミン（ドブトレックス®）6.5γ，利尿薬としてはフロセミド（ラシックス®）に加えてトルバプタン（サムスカ®）も投与しています．さらなる強心薬の増量は，効果がそれほど期待できない割には不整脈出現の懸念があり，現時点で最大の心不全治療を行っていると考えています．」

👤 緩和ケアチーム看護師
「消化器症状はどのような症状ですか？」

👤 病棟看護師
「便意は頻回に催していますが，トイレにいってもすっきりしないといっています．下痢ではなくむしろ硬便が多いです．」

👤 緩和ケアチーム栄養士
「食欲不振は以前からだんだん強くなってきています．うどんなど消化の良いメニューへの変更もしていますが，十分ではないようです．」

👤 緩和ケアチーム医師
「LOSに伴う食欲不振は解決に難渋しますが，一度漢方を試してみたらいかがでしょうか．気・血が不足している状態のように見受けます．食欲改善，全身倦怠感改善を期待して，十全大補湯はどうでしょうか．」

👤 主治医
「どのように投与したら良いでしょうか．それと，注意点はありますか？」

👤 緩和ケアチーム薬剤師
「通常は白湯に溶いて空腹時に飲みます．1日7.5 g，食前投与が常用量です．甘草を含有しているため，低カリウム血症に注意してください．」

👤 主治医
「現在は問題ありませんが，入院時に心室性不整脈で苦労しました．低カリウム血症の心配があるので，1日5 gから開始してみます．」

👤 緩和ケアチーム薬剤師
「それから，十全大補湯が味の問題で内服困難であれば，代わりに補中益気湯が比較的飲みやすいかもしれません．」

👤 主治医
「消化器症状についてはどうでしょうか．」

👤 緩和ケアチーム医師
「消化器症状については大建中湯が効果的かもしれません．腸の蠕動が不安定な場合，よく効く場合があります．」

👤 緩和ケアチーム薬剤師
「飲み方は大建中湯も同様です．できるだけ白湯に溶いて食前1日3回内服してください．」

👤 主治医
「分かりました．ありがとうございました．」

患者に対する各職種のアプローチ

医師
- 西洋薬との考え方や効果の違いを理解する.
- 身体の状態を評価し,適切な漢方薬を選択する.

看護師
- 漢方薬に対する患者の理解度を確認し,医師の説明を補足する.
- 患者の症状の部位や状態を把握する.

薬剤師
- 服薬のタイミングや飲み方を指導する.
- カリウム値などのモニタリングを行う.

患者マネジメントのポイント

治療抵抗性の症状緩和に漢方が効果的な場合がある

　治療抵抗性心不全の症状緩和は,時に西洋薬では改善困難なことがある.効果に個人差はあるが,漢方薬が効果的な場合があり,症状緩和に効くか試してみる価値がある.もともとはがん悪液質における食欲不振や全身衰弱に対して漢方薬が使用され,効果が報告されている[1].例えば,六君子湯は胃からのグレリン(食欲増進作用を持つホルモン)産生を亢進させる報告がある[2].末期心不全に出現する症状でも漢方薬は使用され,食欲不振以外でも,疼痛,消化器症状,精神神経症状など,いろいろな状況で漢方薬が使用し得る.緩和ケアでよく用いられる漢方薬を表2-13に示す.漢方では「気・血・水」と呼ばれる体質を重視する.したがって,漢方薬を投与する際には身体の状態がどうかを注意することが重要である.

表2-13　緩和ケアでよく使用される漢方薬

名　称	効　果	甘草の含有
十全大補湯	全身倦怠感,食欲不振,補血	あり
補中益気湯	食欲不振,全身倦怠感	あり
六君子湯	食欲不振,消化不良	あり
牛車腎気丸	疼痛,神経痛	なし
大建中湯	便秘,腹部膨満感,過敏性大腸症候群	なし
芍薬甘草湯	疼　痛	あり
抑肝散	神経症,不眠症	あり
半夏厚朴湯	不安,うつ状態,食欲不振,ストレス性障害	なし

漢方薬は空腹時投与が基本，白湯または水に溶いて服用する

　漢方薬は吸収を良くするために空腹時に服用することが基本となる．食前（食事30分前），または食間（食後2時間）に服用することが推奨されている[3]．また，お茶や牛乳は漢方薬の成分が反応することがあるため，通常白湯または水に溶いて服用する．独特な苦みや匂いがあるため，投与前に知らせておくことも大切である．

甘草含有の漢方薬は注意が必要である

　漢方薬の約7割に甘草が用いられている．甘草はグリチルリチンを主成分としており，低カリウム血症や浮腫（偽性アルドステロン症）などの副作用が知られている．特に心不全患者では，低カリウム血症は不整脈の原因となり得るため，電解質の変化に注意が必要である．特に，フロセミドなどのループ系利尿薬やフルイトランなどのサイアザイド系利尿薬と漢方薬を併用した場合，低カリウム血症が出現しやすいとされている[3]．

（菅野 康夫）

引用文献

1) Suzuki H, et al：Cancer cachexia pathophysiology and translational aspect of herbal medicine. Jpn J Clin Oncol, 43：695-705, 2013.
2) Takeda H, et al：Rikkunshito, an herbal medicine, suppresses cisplatin-induced anorexia in rats via 5-HT2 receptor antagonism. Gastroenterology, 134：2004-2013, 2008.
3) 日本東洋医学会学術教育委員会編：専門医のための漢方医学テキスト．南江堂，2010．

Index

欧文

ACCF/AHAガイドライン 8, 49, 158
ACP (advance care planning) 17, 67, 133
ask-tell-askアプローチ 69
BDI (Beck Depression Inventory) 122
BFI (Brief Fatigue Inventory) 105
BTT (bridge to transplantation) 177
CHDF 194
CMI (Cornell Medical Index) 57
Consultativeモデル 141
Destination Therapy 188
Face Scale 14, 52
Fontan循環 174
GRID-HAMD (GRID-Hamilton Rating Scale for Depression) 122
HADS (Hospital Anxiety and Depression Scale) 57, 122
ICDSC (Intensive Care Delirium Screening Checklist) 125
ICD停止 190
Integrativeモデル 141
Interdisciplinary team 9
IPALプロジェクト 141
Jonsenの臨床倫理検討シート 89
M.I.N.I. (MINI International Neuropsychiatric Interview) 122
Mixedモデル 141
MMSE (Mini Mental State Examination) 157
MSW 37
NaSSA 215
NRS (Numerical Rating Scale) 14, 40, 52
NSAIDs 111
NYHA分類 3
palliative sedation 83
PHQ (Patient Health Questionnaire) 64, 122
POMS (Profile of Mood States) 57
RASS (Richmond Agitation-Sedation Scale) 104
SDS (Self-rating Depression Scale) 122
SNRI 217
SSRI 64, 215
STAI (State-Trait Anxiety Inventory) 57
surprise question 69
VAS (Visual Analog Scale) 105
WHO方式がん性疼痛治療の5原則 14, 53
WOCナース 19

あ行

アセトアミノフェン 53
アドバンス・ケア・プランニング 17, 67, 133
意思決定支援 17, 67, 131, 165, 176
移植待機 182
依存形成 205
易怒性 203
医療ソーシャルワーカー 37
うつ病 61
栄養サポートチーム 46
エスシタロプラム 64
エチゾラム 103
エドモントン症状評価システム 6, 14
嚥下食 99
エンド・オブ・ライフケア 72, 82
オキシコドン 53
オピオイド 106, 111, 198

か行

外因性うつ 119, 121
介護保険 87, 178
家族ケア 74, 135
過鎮静 99
仮定法 132
カテコラミン離脱困難 156

ガバペンチン … 53
甘草 … 21, 225
カンファレンス … 6
漢方薬 … 21, 222
管理栄養士 … 29
緩和ケア … 2
　——, コンサルテーション型 … 8, 11
　——, 集中治療室の … 140
　——チーム … 4
　——リンクナース … 19
緩和的鎮静 … 168
希死念慮 … 129
偽性アルドステロン症 … 225
強オピオイド … 53
クエチアピン … 21
グリーフケア … 74, 135, 172
クロチアゼパム … 221
経済的支援 … 87
啓発冊子 … 73
倦怠感 … 48, 102, 144
抗うつ薬 … 214
抗不安薬 … 41, 218
呼吸困難 … 40, 83, 94, 168
呼吸リハビリテーション … 42
国際生活機能分類 (ICF) … 24
コデイン … 53, 109
コミュニケーションネットワーク … 75

さ行

三段階除痛ラダー … 53
自己肯定感 … 34
自己効力感 … 34
自殺企図 … 126
持続的血液濾過透析 … 194
質問紙法 … 57, 122
社会的苦痛 … 85, 152
弱オピオイド … 53
十全大補湯 … 103, 223
集中治療後症候群 … 140
終末期 … 146
　——の苦痛 … 144

受理面接 … 34
障害者総合支援法 … 87
消化器症状 … 44
消化態栄養剤 … 46
常用量依存 … 221
食欲不振 … 44, 98
心因性うつ … 119, 121
腎機能低下 … 22, 109
心臓リハビリテーション … 58
心不全緩和ケア … 2
　——, 総合病院での … 169
心理検査 … 57
心理療法士 … 32
睡眠導入薬 … 113, 203
ストーマ … 160
スピリチュアルケア … 79
スピリチュアルペイン … 79
スボレキサント … 204
成功体験 … 34
成人先天性心疾患 … 172
浅鎮静 … 103, 145
成分栄養剤 … 46
セルトラリン … 64
セロトニン (5-HT_{1A}) 受容体部分作動薬 … 221
セロトニン・ノルアドレナリン再取り込み阻害薬 … 217
選択的セロトニン再取り込み阻害薬 … 64, 215
せん妄 … 21, 62, 123
　——, 活動型 … 123
　——, 終末期 … 83, 166
　——, 薬剤性 … 205
　——スクリーニングツール … 125
搔痒感 … 109
ゾルピデム … 113

た行

退院支援 … 86
大うつ病性障害 … 61
大建中湯 … 223
タンドスピロン … 221
チーム医療 … 2

Index

鎮静	42, 83, 95, 106, 145
鎮痛補助薬	53
鎮痛薬	208
低カリウム血症	21, 225
適応障害	61
デクスメデトミジン	42, 95, 103, 147
疼痛	51, 108
──, 混合性	111
──, 侵害受容性	111
──, 神経障害性	111
──コントロール	99, 208
糖尿病	21
トータルペイン	16
トラマドール	53, 109

な行

内因性うつ	119, 121
難治性不整脈	140
人間中心療法	35
認知行動療法	58
認知症状	157
ノルアドレナリン作動性・特異的セロトニン作動性抗うつ薬	215

は行

肺高血圧症	164
パーソンセンタードアプローチ	58
半消化態栄養剤	46
非オピオイド性鎮痛薬	53
ヒスタミンH_1受容体拮抗薬	221
ヒドロキシジン	221
非ベンゾジアゼピン系薬	205, 221
病診連携	39
不安	55, 112
フェンタニル	53, 99, 166, 209
物質・医薬品誘発性抑うつ障害	62

不眠	113, 203
フルニトラゼパム	204
フレイル	148
──サイクル	151
プレガバリン	53, 111
ブロチゾラム	113
ベンゾジアゼピン系薬	205, 217, 221
補中益気湯	103, 223

ま行

麻薬	211
ミダゾラム	42, 95, 103, 145, 166
ミニメンタルステート検査	157
ミルタザピン	103
メマンチン	157
面接法	122
メンタルヘルスケア	35
モルヒネ	41, 53, 103

や行

薬剤使用マニュアル	212
病みの軌跡	2
腰痛	208
予期悲嘆	77
予期不安	77
抑うつ	60, 116, 216
抑肝散	124

ら行

来談者中心療法	35
ライフレビュー	173
ラメルテオン	124, 204
理学療法士	25
リハビリテーション	24
リラクゼーション法	41
倫理的問題	84, 88

多職種カンファレンスで考える
心不全緩和ケア　　　　　　　　　　©2017
　　　　　　　　　　定価（本体3,500円＋税）

2017年4月1日　1版1刷

監修者　　菅　野　康　夫
　　　　　安　斉　俊　久

発 行 者　　株式会社　南　山　堂
　　　　　代表者　鈴　木　幹　太

〒113-0034　東京都文京区湯島4丁目1-11
TEL 編集(03)5689-7850・営業(03)5689-7855
振替口座　00110-5-6338
ISBN 978-4-525-24591-7　　　　　Printed in Japan

本書を無断で複写複製することは，著作者および出版社の権利の侵害となります．
JCOPY ＜(社)出版者著作権管理機構 委託出版物＞
本書の無断複写は著作権法上での例外を除き禁じられています．複写される場合は，
そのつど事前に，(社)出版者著作権管理機構(電話 03-3513-6969，FAX 03-3513-6979，
e-mail: info@jcopy.or.jp)の許諾を得てください．

スキャン，デジタルデータ化などの複製行為を無断で行うことは，著作権法上での
限られた例外（私的使用のための複製など）を除き禁じられています．業務目的での
複製行為は使用範囲が内部的であっても違法となり，また私的使用のためであっても
代行業者等の第三者に依頼して複製行為を行うことは違法となります．